A Mindfulness-Based Stress Reduction Workbook

マインドフルネス・ストレス低減法ワークブック

ボブ・スタール／エリシャ・ゴールドステイン 著　家接哲次 訳

by Bob Stahl and Elisha Goldstein

Ψ 金剛出版

A Mindfulness-Based Stress Reduction Workbook
by
Bob Stahl, Ph.D. and Elisha Goldstein, Ph.D.
New Harbinger Publications, Inc.

Copyright © 2010 by Bob Stahl and Elisha Goldstein

Japanese translation rights arranged
with Bob Stahl and Elisha Goldstein
c/o The Stephanie Tade Agency, LLC, Durham, Pennsylvania
through Tuttle-Mori Agency, Inc., Tokyo.

過去や未来のものは，我々の内に今あるものと比べたら，取るに足らないものである。
ラルフ・ワルド・エマーソン

勇気をもって恐れに向き合い，心を見つけようとしてきた人に捧げます。

目次

はじめに……………………………………………………………………………………11
謝辞…………………………………………………………………………………………15
序文…………………………………………………………………………………………17

第1章　マインドフルネスとは？……………………………………………………29
　マインドフルネスと幸福／日常のマインドフルネス／「マインドフルに食べる」の記録／「マインドフルチェックイン」の記録／練習計画と振り返りについて

第2章　マインドフルネスと心身のつながり………………………………………41
　自律神経系／ストレス反応とストレス対応／ストレス低減におけるマインドフルネスの中核的役割／マインドフルネスと脳／マインドフルネスと日常のストレス／他の人とつながることについて

第3章　マインドフル瞑想の方法……………………………………………………55
　マインドフルネスの態度／マインドフル呼吸法／さまよう心／姿勢と練習／「5分間マインドフル呼吸法」の記録

第4章　マインドフルネスはどのようにストレスを低減させるのか？…………65
　心のなかの落とし穴／「15分間マインドフル呼吸法」の記録／「歩行瞑想」の記録

第5章　身体のマインドフルネス……………………………………………………81
　身体に気がつくことの恩恵／「ボディスキャン」の記録／身体の痛みの対処法／身体のなかにある感情／感情の気づきへの壁

第6章　練習を深める…………………………………………………………………99
　マインドフル静座瞑想――フォーマル練習／「静座瞑想」の記録／ヨーガとマインドフルネス／「マインドフル臥位ヨーガ」の記録／いつものパターン／レジリエンスとストレス

第7章　不安とストレスのための瞑想………………………………………………131
　マインドフル自己探求／「ストレスと不安に対するマインドフル自己探求」の記録／「マインドフル立位ヨーガ」の記録／内なるルールと批判

第8章　慈悲の瞑想で恐れを変容させる……………………………………157

正体不明の疫病——自分への思いやりの欠如／「慈悲の瞑想」の記録／抵抗感に対処する——愛せないときにはどうしたら良いか？

第9章　人間関係へのマインドフルネス……………………………………171

対人関係パターンの出発点／人間関係へのマインドフルネスがもつ性質／マインドフル・コミュニケーション／合気道流コミュニケーション／重要な対人関係におけるマインドフルネス／職場での対人関係へのマインドフルネス／苦手な人に対するマインドフルネス

第10章　健康的な生活——**マインドフルな食事・運動・休息・つながり**……191

マインドフルな食事（再考）／マインドフルな運動／休息という贈り物／つながり——私たちは孤独ではない

第11章　練習を続ける……………………………………………………207

フォーマル練習のスケジュールを決める／インフォーマル練習の継続／練習を深める／最後に

おわりに……………………………………………………………………217
訳者あとがき………………………………………………………………218
資料…………………………………………………………………………220
参考文献……………………………………………………………………226
著者紹介……………………………………………………………………229
索引…………………………………………………………………………230
訳者略歴……………………………………………………………………237

マインドフルネス・ストレス低減法ワークブック

はじめに

読者の皆様へ

　あなたが今手にしている貴重で非常に実用的な本は，さまざまな言葉を使って説明しています。本書のタイトルはワークブックと謳っていますが，全くその通りです。本書は，深淵な癒しに私たちを導いてくれますが，そこに到達するためには深くかかわること，そしてすぐにはくじけない決意が必要です。このことは，まさにマインドフルネスの指導者が心の鍛錬について話すときに重視する点です。もちろん，究極の決意とは，自分自身のためにするものです。つまり，あなたがその素晴らしさをつねに感じられなくても，また実際に存在していることに気がついていなくても，あなたの人生，時間，自身の素晴らしさに対して約束するのです。"今この瞬間にいること"や"評価しないこと"がこの世の中で最も難しく，最も大切であることを理解すると，謙虚な気持ちになります。これこそ私たちが一生懸命に取り組む必要があることなのです。私たちの人生や世界の幸福は，人によって違いはあっても，このことにかかっています。

　しかし，本書を遊びの本（*playbook*）として考えるのもよいでしょう。なぜなら，マインドフルネスは人生の楽しい冒険だからです。マインドフルネスの練習には，勤勉さと遊び心が必要です。あなたは，マインドフルネス，マインドフルネス・ストレス低減法，人生の問題などに関心があったため本書を手に取られたのかもしれませんが，あまり深刻になる必要はありません。遊び心があれば，あらゆることに軽やかな気持ちで接することができます。瞑想の練習をするときは，特にそうです。遊び心があれば，このプログラムに対するあなたの動機や努力は真剣であっても深刻に考えすぎず，マインドフルネス・ストレス低減法のプロセスや予想される結果に対して過剰な期待をしないでいられます。

　どうぞ本書を安心して読み進めてください。著者のボブ・スタールとエリシャ・ゴールドステインは，認知，感情，人間関係，心身に関しての指導者として適任だからです。実際に毎週プログラムを受講できなくても，このワークブックを通してもっと大きな意味で受講することができるのです。つまり，気分が乗っても乗らなくても，このワークブックで紹介されている練習，振り返り，アドバイスを通してマインドフルネス練習を定期的にすることでプログラムの受講が実現することになります。私たちは，この２人の惜しみないもてなし，指導者・人としての温かさ，そして，できる範囲で精一杯練習しようと誘う姿勢から大きな恩恵を受けることができます。本書のあらゆるところからも，彼らの温かさがにじみ出ています。彼らは，自尊心，親切心，思いやりの心をもって自分の体験を包み込むことが何よりも大切であることに気づかせてくれます。そして，自分に短所や不適切な点があったとしても，人間であるというだけで，自分には素晴らしい価値があることを理解し，受け止める率直な感覚を与えてくれます。一番大切なことは，私たちは皆，奇跡的な存在であり，学習，成長，癒し，変容に関して想像を超えた可能性を秘めているということです。そ

れは，このワークブックの著者である彼らも理解しており，私たちもこのワークブックから感じ取れるのです。それは，つまり，私たちは，自分が思っている以上の存在であり，不完全であることを知っていることも含めて完全なのです。

あなたは，これまでに自覚している欠点があるから苦しいのか，それとも自覚できていない欠点があるから苦しいのか悩んだことはありますか？　苦痛に気がつくこと自体，苦痛ですか？　恐れに気がつくこと自体，恐ろしいですか？　これは実際に検討しなければならないことです。特に不全感，苦痛，恐れなどによって圧倒されそうな瞬間に自分に確かめてください。瞬間瞬間に展開される人生という実験室のなかで，"自分の最も深いところに存在する最高のもの" "すでに自分のなかにあるために，改めて会得する必要のないもの" "人生の大半で無視されているもの" を発見・具現化する冒険をすることができます。つまり，私たちには頭と心の両方を神秘的で境目がないようにつなぐことができる「気づき（awareness）」と言われる能力が備わっているのです。

マインドフルネスは，自然に大きく開いた心で体験に向き合うようにしてくれます。つまり，それは身体に根ざしており，時間を超え，何かが起こることを期待せず，今この瞬間そのものと友になり，一緒にいることです。マインドフルな意識でいるときは，人生のなかで展開されることを観察し，驚き，畏敬，喜びを感じながら，周りの世界や自分自身の本来の美しさと神秘がひとりでに語りかけてくれるようになります。そして，将来もっと良いことがあると期待して忘れがちになっている"今この瞬間に生きる"という貴重な奇跡を体験できるのです。

本書はまた，**脚本**（*playbook*）でもあります。不可避的に降りかかってくるさまざまな困難を伴う人生を生きていくうえで，私たちを案内してくれる考え抜かれた方略やエクササイズが本書のなかには詰まっています。これらは数千年にもわたって人類が実践してきたものであり，ここ30年間の臨床現場や研究で，その効果が示されてきました。今やマインドフルネスは現代医学やヘルスケアにおいて重要な位置を占めるようになり，さまざまな方面で応用されています（Krasner et al., 2009 ; Ludwig and Kabat-Zinn, 2008 ; Didonna, 2008）。

本書は，究極のレシピ本と考えることもできます。しかし，ただ内容に従っていれば美味しい料理ができるような通常のレシピ集ではありません。なぜなら，どのエクササイズも最も大切な材料である「あなた」なしには成立しないからです。マインドフルネスの練習やマインドフルネス・ストレス低減法のカリキュラムというレシピは，生命を救い，人生を変容させることができます。しかし，あなた自身がマインドフルネスという鍋に身を投じ，あなたが料理されない限り，魔法は起こりません。あなたはこのレシピであり，料理そのものでもあり，料理長でもあるのです。そして，本書の著者は忠実で思いやりのある副料理長です。火を調節するように，あなたはマインドフルネスに対する関与を必要に応じて変化させることができます。あなたが自分に正面から向き合ったとき，本書で紹介されている練習が活きてきます。これらの練習は，最も苦しい状況であっても，あなたの目を覚まさせ，そして，自分や他の人に対する癒しへの道を発見させてくれると思います。

最近の研究では，"人間の脳は体験によって，その機能だけではなく，その構造まで継続的に変化する"ことが示されています。特に，長時間にわたって繰り返される体験については，当てはまります。**神経可塑性**として知られている脳の構造と機能の可塑性は，心が脳を形作り，能力を変化させることが，子ども時代だけではなく，生涯を通じて起こることを意味します▼[1]。もしトラウマになるような体験が繰り返されれば，脳が委縮し，精神的・社会的能力にダメージが加わり

ます。これは脳の物理的損傷からでも起こりえますが，幼少期や成人期にトラウマになるような体験が繰り返されることでも起こりえます。その結果，抑うつ症状や解離症状を呈するようになったり，社会生活に問題が生じる場合もあります。幸い，治療を受けてポジティブな体験を繰り返すことで，脳は回復可能であるという有力なエビデンスもあります。本書で紹介されている練習は，定期的に繰り返し行うものであるため，練習を始めた時点から脳の可塑的変化に大きな影響を与えます。これは運動が，生涯を通じて身体的・精神的健康の回復と維持に対して非常に大きな影響を与えるのと同じことです。多くの研究から，瞑想を繰り返し練習することで脳のなかにプラスの変化を起こすことが示されています。この脳の変化は，感情のバランス，思いやり，真の幸福などの精神的・身体的健康を向上させ，ストレスやトラウマを和らげる効果があるのです（Lutz, Duune and Davidson, 2007）。

このように，心は脳を変化させることができるのです（Siegel, 2007 ; Begley, 2008）。これは，マインドフルネス・ストレス低減法で紹介されているような瞑想を通して心を鍛えることで，より大きな気づき，思いやり，知恵をもって物事を明確に見たり，行動したりできるようになることを意味します。心や脳について話をする際，身体を無視することはできません。マインドフルネス・ストレス低減法では，身体と良い友人関係を築き上げることを重視しています。この作業は，身体に裏切られたという感覚をもっている人には大きな困難を伴いますが，身体と友になったり，仲直りをしたりすることが必要なのです。それがわかると，著者が言っているように，「呼吸をしている限り，あなた（あなたの身体）にとって悪いこと以上に良いことがある」という点から始めることができます。このプロセスを信じ，著者であるボブとエリシャの専門的知識を信頼し，さらに，新しい方法に意識を払い，この試みから学び，成長するための自分の能力を信じてみましょう。

マインドフルネスは，すべてを包み込む器のようなものですが，あなた自身が練習に参加していくことが何よりも大切です。そして，矛盾しているように思えるかもしれませんが，結果にこだわることなく，練習自体に対するあなたのやる気が重要なのです。何かを得ようと考えるのではなく，心を開いて，自分に関与しつづけてみましょう。自分自身のなかにある隠された真の可能性を信じてください。最終的には，人生はあなたにとっての真の師であることがわかり，そして瞑想練習をすることでその師にどのように出会ったら良いかがわかるでしょう。

さあ，気合いを入れて，始めてください。

人生という冒険での健闘を祈ります。

ジョン・カバットジン
2009年10月1日

▶原註

1…もちろん，頭蓋骨のなかに物質としての脳が存在するからこそ，経験や知に関する能力を含む「心」と呼ばれる現象が生じる。

▶文献

Begley, S. 2008. *Train Your Mind, Change Your Brain : How a New Science Reveals Our Extraordinary Potential to Transform Ourselves.* New York : Ballantine Books.

Didonna, F. 2008. *Clinical Handbook of Mindfulness.* New York : Springer.

Krasner, M.S., R.M. Epstein, H. Beckman, A.L. Suchman, B. Chapman, C.J. Mooney and T.E. Quill. 2009. Association of an educational program in mindful communication with burnout, empathy, and attitudes among primary care physicians. *Journal of the American Medical Association* 302（12）; 1338-40.

Ludwig, D.S. and J. Kabat-Zinn. 2008. Mindfulness in medicine. *Journal of the American Medical Association* 300（11）; 1350-2.

Lutz, A., J.D. Dunne, R.J. Davidson. 2007. Meditation and the neuroscience of consciousness : An introduction. In *The Cambridge Handbook of Consciousness*, edited by P.D. Zelazo, M. Moscovitch and E. Thompson. Cambridge, UK : Cambridge University Press.

Siegel, D.J. 2007. *The Mindful Brain : Reflections and Attunement in the Cultivation of Well-Being.* New York : Norton.

謝辞

　私を産み，無条件の愛を与えてくれた私の両親マリリン・スタールとアルヴァン・スタールに感謝します。私たちは孤立した存在ではなく，すべての生き物とつながっていることを両親から教わりました。妻のジャン・ランドリと2人の息子のベンとボダイにもとても感謝をしています。私は，家族を通して非常に多くのことを学びました。家族は私を愛し，力強くサポートしてくれました。兄弟のバリー，姉妹のキムとその家族からのサポートと愛にも感謝します。親切と気楽さを教えてくれ，私たちの家族に大いなる愛を注いでくれた2人の祖母のネッティとアイダに感謝します。瞑想の師タングプル・サヤドー，ハライング・テット・サヤドー，パコック・サヤドー，リナ・サーカー博士に敬意を表します。彼らとの出会いがなければ，私はマインドフルネスに関わることはなかったでしょう。ダーマの友人であるマリー・グレイス・オル，スティーブ・フラワーズ，スキップ・リーガン，メリッサ・ブラッカー，フロレンス・メレオメイヤー，トム・ウイリアムズ，ジョン・カバットジン，サキ・サントレリに感謝します。彼らは知恵と思いやりをもって私を励まし，サポートしつづけてくれました。北カリフォルニアのマインドフルネス・ストレス低減法の指導者とマサチューセッツ大学医学部マインドフルネスセンターの指導者にも感謝しています。そして，何年にもわたって，何千という受講生と一緒に学べたことを光栄に感じています。彼らは私を人としても，マインドフルネスの指導者としても成長させてくれました。

　本書の共著者であり，友人でもあるエリシャ・ゴールドスティンに心から感謝しています。エリシャは，実に聡明で親切な人です。彼から多くのことを学びました。彼と友人であること，そして彼と共同で本書を執筆できたことをとても光栄に思っています。

ボブ

　人間関係へのマインドフルネスを私に教え，日々励ましつづけてくれた愛しの妻ステファニーに感謝しています。そして，家族に新しく加わった息子のレブにも感謝します。彼は私に初心を思い出させてくれ，今この瞬間に戻る大切さを日々教えてくれました。私に揺るがない信念を植えつけてくれた両親のジャン，ジェーン，スティーブ，ボニーに感謝します。姉妹のヤファ，バシェバ，シラ，兄弟のアリは，インスピレーションと愛の大いなる源でした。義兄弟のジュディ，ジョージ・ナシフからの激励とサポートに感謝します。最後になりますが，本書を執筆している間，長時間にわたって膝の上にいてくれた猫のシェチナとミスター・バターナットに感謝します。

　インサイト・エル・エイのトルーディ・グットマンとクリスチーナ・ウォルフからのサポート，友情，思慮深いアドバイスに感謝します。マインドフルネスの指導者仲間であり，友人であるロジャー・ノーランに感謝します。さらに，これまで私が担当した受講者や患者にも感謝します。私に自分の人生へと入り込むのを許してくれ，多くのことを教えてくれました。

ボブ・スタールとこの道を歩めたことは，私にとって大きな恵みでした。ボブは深い洞察力をもった指導者であるだけでなく，温かい心をもった賢者でもあります。共に本書を執筆できたことは大変有意義なことでした。彼と友人であること，そして彼からのサポートに感謝しています。

エリシャ

　この企画の立ち上げを助けてくれた編集長のジョン・マルキン，本書を最高のものにするためにサポートしてくれたニューハービンガー社のジェス・オブライエン，ジェス・ビービ，ジャスミン・スター，トロイ・デュフレーヌに感謝します。このワークブックのCD録音を担当してくれたダーマ兄弟のスキップ・リーガンに感謝します。ヨーガのイラストのためにポーズの見本を見せてくれたカレン・ゼリン，イラストの元となった写真を撮ってくれたビル・アンダーウッドとベン・スタールに深く感謝します。出版業界において，思いやりと知恵をもった経験豊かなエージェントであるステファニー・タデに感謝します。

　本書の出版をサポートし，貴重なフィードバックをしてくれた下記の人にも感謝します。ジョン・カバットジン，ダン・シーガル，メリッサ・ブラッカー，スティーブ・フラワーズ，リチャード・デービッドソン，サラ・ラザー，ブルース・エイセンドーフ，エド・プロンカ，カレン・ゼリン，ジェイソン・オング，ジャネッティ・マロッタ，ステファニー・ゴールドスタイン，ジャン・ランディー，スーザン・チェンバレン，トム・レイン，イワン・ソコロブ，ナンシー・ギル，セレステ・バロッス，パティ・ブレイトマン，B・ジェーン・ウィック，スティーブ・ネルソン，ジャン・ゴールドスタイン，ボニー・ゴールドスタイン。

　本書の執筆をサポートしてくれた同僚のジャック・コーンフィールド，シャロン・サルツバーグ，タラ・ブラク，ステファン・レビン，シルビア・ボーアステイン，ジョン・ロビンス，ノラ・レビン，マリオン・ソロモン，G・アラン・マーラット，シャウナ・シャピロ，ローラ・ディビス，ジェド・ダイヤモンドに感謝します。マインドフルネスを医療・健康の領域，および社会に普及する際に多大な貢献をしたジョン・カバットジンとサキ・サントレリを尊敬し，同時に深く感謝しています。この2人の品位，知恵，思いやりを称えます。彼らはマインドフルネスを身をもって示しており，彼らのヴィジョン，リーダーシップ，マインドフルネスの実践から公私にわたって大きな影響を受けました。

ボブ＆エリシャ

序文

　『マインドフルネス・ストレス低減法ワークブック』にようこそ！　このワークブックを購入していただいたことに感謝します。そして，ご自身の健康と幸福に対して積極的に関わろうとしているあなたを称えます。もしあなたが，不安，神経過敏，筋緊張，バーンアウト，無気力，イライラ，頭痛，疲労，胃痛，集中困難，心配，過労，薬物乱用，喫煙，摂食障害，睡眠障害，気持ちがなえる，などのストレス症状や兆候を感じていたら，このワークブックはきっと役に立つでしょう。また，慢性疼痛，エイズ，関節炎，喘息，ガン，線維筋痛，胃腸障害，心臓病，高血圧，片頭痛などの病気を抱えながらストレスフルな生活を送っている人にも，このワークブックは役に立つでしょう。

　簡潔に言えば，マインドフルネスとは日常生活のなかで"評価を伴わない気づき"（nonjudgmental awareness）を養うための実践です。この体験重視の教育的なワークブックでは，苦悩を減らし，バランスと平安をもたらすことができるマインドフルネス瞑想のシンプルかつ深淵な練習を紹介します。そのため，もしあなたがストレス，苦痛，病気の渦中にいたとしても，人生を最大限に味わうことができるようになるでしょう。

人間というもの

　現在，ストレスや不安に関して多数の研究が行われ，ストレスマネジメントやストレス軽減のためのアプローチが無数に提案されているにもかかわらず，私たちはストレスから逃れることができずにいます。ストレスは人間である以上避けられないものであり，私たちはつねにストレスに曝されつづけてきました。私たちは不確実性，困難，病気，老化，死などから逃れることができず，ライフイベントに対して自分を上手にコントロールする能力をもたずに生きています。

　さらに現代社会では，核戦争，テロリズム，温暖化などの地球環境の激変といった新しい脅威が存在するのと同時に，私たちの内面では疎外感や孤立感も高まってきています。そのため，私たちは心穏やかでいることが少なくなったり，お互いがどのようにつながり合ったら良いかがわからなくなっています。また，自然界から分離したり，疎遠になったりしていると感じることも多くなりました。

　近年，テクノロジーと情報の"津波"は私たちの生活のペースを速め，ますます日常生活を複雑にしてきています。現在，携帯電話，eメール，インスタントメッセージ，携帯メール，ソーシャルネットワーキングサービスなど，コミュニケーションの手段は多種多様にありますが，その分，私たちは四六時中あわただしい毎日を送っています。便利な反面，社会的事件，高額の医療費，肥満の蔓延，睡眠不足，経済危機，自然環境の悪化など，必要以上に否定的な情報に曝されることで不安を煽られています。

　私たちの脳はハイスピードの生活と情報の洪水に圧倒され，欲求不満，心配，パニック，自己批

判，耐えがたい苛立ちを抱えやすくなっています。そのため，心配や抑うつを抱える多くの人が心のバランスを保つために薬を必要としているのは，何ら驚くことではありません。もちろん，心身の健康のために薬を飲まなければならないときもありますが，ストレス，苦痛，病気に対処する潜在能力を養うことも重要です。

　テクノロジーは素晴らしい発展をもたらしましたが，同時に隣人のことさえわからないという事態も引き起こしています。また，私たちは山のように物を購入しながらも，まだ足りないと感じがちです。学校や社会では事実と情報を教えてくれるだけで，誠実な生き方や価値については教えてくれません。そのため多くの人は他人から分離され，孤立し，不安を感じています。実際，私たちのストレスと不安は高まり，自分の心配がどこかおかしいのではないかと心配するほどです！　アメリカの国立精神衛生研究所は，国内で約4,000万人の成人が不安障害で苦しんでいることを報告しています（National Institute of Mental Health, 2008）。ストレスと不安は身体の健康に悪影響を与え，心疾患，ガン，生殖に関する障害などのさまざまな疾患との関係が指摘されています。社会的レベルで考えると，ストレス関連疾患の治療が増加したために医療費が高まり，その結果，多くの人が基本医療さえも受けられない状態になっています。もちろん，ストレスによってもたらされるさまざまな困難は，生活の質や幸福にも有害な影響があります。

　心身医療のパイオニアであるハーバート・ベンソンは，ストレス対処のためのコーピング方略を多くの人が十分にもっていないと主張しています（Benson, 1976）。また，約50億錠の精神安定剤が毎年処方されているという報告もあります（Powell and Enright, 1990）。アメリカストレス研究所は，毎年アメリカ国内の企業がストレスに関して費やすコストは約3,000億ドルと試算しています（American Institute of Stress, 2009）。もし個人や社会に対するすべての影響を考えたら，このコストはもっと大きなものになるでしょう。そのため，ストレスと不安に対処するために，これまでとは異なった方法を早急に発見する必要性が高まっています。

　長期にわたって瞑想を実践してきた分子生物学者であるジョン・カバットジンは，1979年にマサチューセッツ大学医療センターでマインドフルネス・ストレス低減法（Mindfulness-Based Stress Reduction：MBSR）のプログラムを創り出しました。不安と慢性疼痛に関する彼の初期研究では，症状の有意な減少が示されました（Kabat-Zinn 1982；Kabat-Zinn et al., 1992）。それ以来，ストレス，抑うつ，薬物乱用，疼痛，疾患に対するマインドフルネスの効果を示す研究が飛躍的に増えました。最近では，この効果的なアプローチは私たちの文化の主流になってきました。Googleで「マインドフルネス（mindfulness）」を検索すると，100万件もヒットし，この数字がその浸透ぶりを物語っています。マインドフルネスをベースにした治療は人気を集め，アメリカでは250以上の病院，世界ではそれ以上の病院で行われています。

著者紹介

　私たち著者のことを簡単に紹介します。私たちのこと，そして，本書を執筆した経緯を読者の皆様に知ってもらうのは重要だと思っています。本書を読み進めるなかで理解していただけると思いますが，私たち自身もストレスや苦痛に苦しむなかでマインドフルネスに出会い，素晴らしい神秘

に満ちた人生についての理解を深めました。私たちのことを知ってもらうことで，読者の皆様が私たちとより深くつながることを願っています。

ボブ・スタール

　私の心の旅は，4歳のときに，死について初めて理解した頃から始まりました。その後すぐに，誰にでも死は突然訪れるということを痛感させられるいくつかの強烈な体験をしました。そして，10歳になるまでに，弟のブッディ，親友のエレン，祖父のベンという3名の身近な人が亡くなりました。無常と命のはかなさは仏教世界観の鍵となる概念ですが，たいていの人は自分や愛する人が重篤な病気になるまでその本当の意味がわからないでしょう。マインドフルネスのようなツールをもたずに，この世の驚愕の真実を子どもが学ぶのは難しいと思います。実際，私はかなり混乱したまま大人になり，悲しみと恐れを抱えながら生きる意味を探していました。

　高校生のとき，不安と人生の謎に対して正しい方向で取り組むきっかけとなる重要な経験をしました。16歳の冬に，私は親所有の1964フォード・ギャラクシーをボストン地区で運転していました。雪道のため2, 3回車がスリップしましたが，そのたびに態勢を立て直そうと必死になりました。しかし，スリップした反対方向にハンドルを切ったため，車は道から逸れてしまいました。ある日，このことを父に話しました。父は「ボブ，体勢を立て直したければ，スリップする方向にハンドルを向けなさい」とアドバイスしてくれましたが，なんて馬鹿げた考えなんだろうと思いました。なぜならスリップを増長し，恐怖感が強まるだけだと思ったからです。そのため，スリップするたびに，相変わらず反対方向にハンドルを切っていました。

　ある冬の日のニューイングランドで，運転中にスリップを起こし大惨事になりそうになりました。そのときだまされたと思って，試しにスリップする方向にハンドルを向けてみました。驚いたことに，車は体勢を取り戻しました。そのとき，驚くべき種が私の心のなかに植えこまれたのを感じました。そして，この体験は"恐怖に向き合えば，恐怖を克服できる"という私の人生の良い教訓になりました。恐れや不快感を避けたがるのは自然なことですが，そうすることで，否認，嫌悪，抑圧を増長することになります。これらの方略は長期的にみて，ほとんど成功することはありません。

　高校卒業後は，東洋の哲学と宗教に強い興味をもつようになりました。当時，老子の『道徳経』(translated by Witter Bynner, 1994) が私の心の友でした。81つのエピグラムからなるこの小さな本を読むのは，長らく音信不通だった友人に再会するようなものでした。私は人生の答えをずっと探し求めてきたこと，そして，それが自分の外ではなく内にしかないことを悟りました。私はエピグラム47（55）に，特に影響を受けました。

　　戸を出でずして，天下を知り，
　　牖より闚わずして，天道を見る。
　　その出ずることいよいよ遠ければ，その知ることいよいよ少なし。
　　ここをもって聖人は行かずして知り，
　　見ずして名かに，なさずして成る。
　　（奥平 卓＋大村益夫＝訳『中国の思想 老子・列子』徳間書店）

やがてサンフランシスコに転居し，カリフォルニア統合学研究所の心理学修士課程に入学しました。そこで，正式なマインドフルネス（ヴィパッサナー）瞑想のリトリート（研修合宿）に初めて参加しました。

その課程修了後（1980年），私にとって最初のヴィパッサナー・マインドフルネス瞑想の師であるリナ・サーカー博士からの紹介で，彼女の師であり，著名な瞑想の指導者であるタウングプル・サヤドーに会うためにビルマ（現ミャンマー）に行きました。1980年11月，ユーキャンディマ（月の天使）という名で，テーラワーダ仏教の研修僧としてビルマ中央にある人里離れた森の僧院に滞在しました。この滞在中に，自分の執着，恐れ，苦痛から逃げるのではなく，それらと向き合う多くの機会に恵まれました。

1981年に，リナ・サーカー博士，彼女の弟子，ビルマのコミュニティとともにタウングプル・カバアエ僧院の創立を手伝うため，北カリフォルニアのレッドウッドフォレスツに行きました。私は，瞑想の師であるハイング・テト・サヤドーから教えを受けながら，その僧院に8年半滞在しました。そして，同時期に大学に戻り，哲学・宗教（仏教専攻）の博士号を取得しました。

1989年，その僧院を出て，ジャンと結婚しました。1990年に元僧侶で友人のブルース・ミッテルドルフから，ジョン・カバットジンの *Full Catastrophe Living*（春木 豊＝訳（2007）『マインドフルネスストレス低減法』北大路書房）をもらいました。そこには，マサチューセッツ大学医療センターで彼が開発したマインドフルネス・ストレス低減法のプログラムが書かれていました。この本との出会いが私のライフワークを決定づけ，私の人生までも変えました。

1991年以降，私はマインドフルネス・ストレス低減法を指導し，今では3つの医療センターで指導しています。これまで数千の患者ならびに数百の医療従事者を指導し，苦痛，ストレス，病気の渦中にいたとしても，マインドフルネスを使って彼らの人生を最大限に活かせる手助けをしてきました。私はこの『マインドフルネス・ストレス低減法ワークブック』を通して，より多くの人にこのアプローチを伝えることができる喜びを強く感じています。

エリシャ・ゴールドステイン

6歳のときに両親が離婚したため，自分の心の傷と欲求不満を理解・表現しないまま，私は怒りと混乱に満ちた少年時代を過ごしました。大人になってからは，自分が感じている苦痛を理解するために，セルフヘルプや自己啓発関連の本をよく読みました。

20代半ばには，インターネットブームのなか，サンフランシスコで働いていました。学生時代に心理学を学んだにもかかわらず，このインターネットという刺激的な分野に惹かれていました。そのため，販売管理の世界に入りました。すぐに営業が得意であることに気がつき，実際多くの注目と称賛を浴びました。何か物足りなさをつねに感じながらも，物質社会にのめりこみ，荒稼ぎをしていました。そして，自分のモットーである「よく働き，**それ以上に遊べ**」に従って生活するようになり，同じ考えの人としか付き合わなくなりました。次第に家族や友人と疎遠になり，二日酔いのために仕事を休む日も多くなりました。事態の収拾がつかなくなり，「こんなことをいつまで続けられるのか？　自分を駄目にしている」と自問自答するようになりました。そして，私の異常な行動に関する噂が家族や友人の間で広まり，私のことを心配する電話をたくさんもらうようにも

なりました。

　最終的に，バランスが崩れているのをやっと自覚するようになり，1カ月間のリトリートに参加することにしました。その期間に自分の狂気から覚めることができ，それまで盲目だった自分の破滅的な習慣にも気がつくようになりました。当時，神学者のアブラハム・ヨシュア・ヘシェルの「人生は決まり切ったことの繰り返しであって，これが人生の素晴らしさを感じなくさせるのである」(1955, 85) という言葉に深く共感していました。もし私が苦痛や恐れを避ける不健康な習慣を止めることができれば，人生の素晴らしさとの触れ合いを取り戻し，真の生き方を理解できると思いました。このようにして，私はマインドフルネスの実践を始め，"望むような人生を送るために自分自身と他の人をサポートする" という人生で最も大切な目標を再発見することができました。

　サンフランシスコに帰った後は，それまでの生活を変えないといけないと思い，東洋哲学と西洋哲学を統合したカリキュラムをもつトランスパーソナル心理学研究所の大学院に入学しました。その間，マインドフルネス・ストレス低減法の指導者になるための訓練も受けました。現在，私は西ロサンジェルス地区でマインドフルネス・グループを指導し，さらに臨床心理士として開業しています。

　とても尊敬しているマインドフルネスの指導者であるボブ・スタールと共に仕事をし，自分自身の人生だけではなく，多くの人の人生を変えてきたマインドフルネスを皆様に伝えることができるのは，光栄なことだと思っています。

このワークブックはどんな読者を対象にしているのか？

　この体験重視の教育的なワークブックは，ストレス，不安，苦痛，病気で苦しんでいる人のためのものです。日常生活にマインドフルネスを織り込めるようになると，ストレスや不安を減らすだけではなく，思いやり，健康，平安，幸福をあなたの人生にもたらすでしょう。

　さらに，このワークブックはセラピーや教育の現場でマインドフルネスを伝えたいと思っている治療者や教育者にとっても役立つでしょう。また，仕事のストレスを緩和する手助けにもなります。友達同士でこのワークブックを活用したいと思う人もいるかもしれません。今やマインドフルネスは，心理学，医学，神経科学，教育，ビジネスの世界で有名になりました。このワークブックを通して，マインドフルネスがあなたの人生の重要な部分，そして生き方になることを期待しています。また，あなた自身のマインドフルネスの練習が深まるにしたがって，他の人の練習もサポートすることができるようになると思います。

　このワークブックは，マサチューセッツ大学医療センターのジョン・カバットジンによって創られ，サキ・サントレリとともに発展してきたマインドフルネス・ストレス低減法プログラムをもとにして書かれたものですが，プログラム受講の単なる代用ではありません（マインドフルネス・ストレス低減法が受講できる場所は，巻末の「資料」を参照してください）。このワークブックは，あなたの人生に大いなる平安や癒しをもたらすでしょう。

このワークブックの使い方

　本書の編成は確立した効果的なプログラムにもとづいているため，順を追って読み進めることを強くお勧めします。本書を読み進めるに従って，人生のさまざまな困難で生じるストレスや不安を減らすために，多彩なマインドフルネスの練習をすることになるでしょう。多くの章では，フォーマル・マインドフルネス瞑想練習があります。短めの練習からスタートしますが，本書を読み進めるに従って次第に長くなります。また，すべての章（第11章を除く）ではインフォーマル練習▼1もあります。

　多くの場合，私たちの望むスピードで変化は現れません。変化が起きるには，それなりの時間と練習が必要であることを忘れないでください。そして，練習こそが永続的な真の変化をもたらす鍵であることを理解しておいてください。そのため，最低1週間を各章に費やすことをお勧めします。そうすることで，練習内容を日常生活に活かし，特にストレスやストレス関連疾患に対処するときにマインドフルネスを利用しやすくなります。

　ほとんどの章では基本的な情報に付け加え，"マインドフルネスを深く理解する，フォーマル練習とインフォーマル練習を発展させる，練習のスケジュールを組む，スケジュール通りに進める"ことを手助けするために下記の内容が準備されています。

- **記録**：各フォーマル練習を初めて行った後に，心や身体のなかに湧き上がってきたことを記録することができるシートを用意しました。記録するのが好きだったり，記録することで練習が深まったりする場合，ノートを準備し，そこに記録するのも良いでしょう。
- **マインドフルな探索（探ってみよう）**：このワークブック全体を通して，あなたの練習を継続させ，深めるためのマインドフルな内省を書き込むスペースを用意しました。
- **やってみよう！**：日常生活のさまざまな活動にマインドフルネスを持ち込むためのヒントを，枠のなかに書いておきました。この"やってみよう！"のところにきたら，それを読んでください。そして，本を脇に置いて，書いてあることを試してみてください！
- **よくある質問**：マインドフルネス・ストレス低減法を長年指導するなかで，私たちはいくつかの同じような質問を受けてきました。よく尋ねられた代表的な質問に対する回答を枠のなかに書いておきました。
- **練習計画**：各章の最後に，次の週に行うフォーマル練習とインフォーマル練習の予定をチェックするリストがあります。スケジュール帳，携帯電話のアラーム，電子カレンダーなどを使うことをお勧めします。
- **フォーマル練習記録表**：予定に入れておいたフォーマル練習をした後，各練習で体験したことを記録表に簡単に書き留めるための時間を少し取ってください。
- **インフォーマル練習の振り返り**：フォーマル練習記表の次ページに，インフォーマル練習の様子を振り返るためのシートを準備しました。練習の仕方に改善が必要だと思われたときは，ここで記入された内容のなかに重要な情報があるかもしれません。

本書の最後（第11章）に，ライフスタイルとしてマインドフルネスの練習を続けるためのヒントを用意しました。練習の効果や本書での取り組みを高めるため，www.mbsrworkbook.com にて，仲間と関わることをお勧めします。そこでは，同じ志をもった人々がマインドフルネスの練習を深めるサポートをしてくれるでしょう。また，進んでサポートしてくれる人に出会ったり，マインドフルネスについて分かち合ったり，議論したり，学んだりすることができます。さらに，このワークブックの著者である私たちや他の瞑想指導者のビデオも見ることができます。

> **よくある質問**
> マインドフルネス瞑想と他の瞑想の違いは何ですか？
>
> 　基本的に，瞑想には洞察と集中の2つの形式があります。マインドフルネスは洞察瞑想と言えるでしょう。なぜなら，マインドフルネスは体験を変えたりコントロールしたりせずに，今この瞬間の心身に細心の意識を向けるからです。身体（視覚・聴覚・嗅覚・味覚・感覚）や心のなかに何が現れてきても，絶え間なく変わる様子を単に観察することが求められます。マインドフルネスの練習を深めると，苦悩の原因がわかり，そこから自由になる道が見えてきます。他方，集中瞑想では観念，イメージ，マントラに焦点を当てます。静寂な感覚は瞑想の対象に深く集中した際に得られる心の状態です。集中瞑想は1つの対象に焦点を当てて深く没頭していきますが，洞察瞑想は"心身の絶えず変化する様子"と"貪欲，嫌悪，自分で設定した限界から生まれる苦悩"とを見つめていくことにあります。この洞察によって，ストレスと苦悩を強めるものについての理解を深め，心にバランスと平安をもたらすことができるのです。

瞑想練習を深めるために

　本書では，練習の良い土台づくりのために推奨スケジュールを準備しました。このスケジュールにできるだけ従ってください。また本書を読み進めることで，多くの練習の仕方を学び，自分にとって最適な練習を柔軟に選択できるようになります。第1〜3章では，マインドフルに食べる練習，3分間マインドフルチェックイン練習，5分間マインドフル呼吸法を学びます。第4〜8章では，あなたのスケジュールや好み次第で，より長く深い瞑想を学びます。第9・10章では，人間関係におけるマインドフルネスと幸福へのマインドフルネスをテーマとします。ここでは，第8章までにやってきたフォーマル練習を継続させ，さらに生活のさまざまな面でマインドフルネスを応用できるようにインフォーマル練習を学びます。

　本書を読みはじめたら，最初の2，3週間で第3章まで読み進めてください。そして，第3章までの導入的な練習を通して自分なりの練習方法を探ってください。たとえば，1日1回のマインドフルチェックインを練習した週の翌週は，1日2，3回マインドフルチェックインを練習したり，5

分間呼吸法を練習したりすることもできます。また，"最初の 2, 3 分をマインドフルチェックインに使い，その後呼吸法を追加する"というように，これらを組み合わせて練習することもできます。ここで重要なのは，練習を定期的に行い，練習を自分のものにすることです。第 4 ～ 8 章では，より長い時間の瞑想を紹介しますので，各章を 1 週間ずつかけて取り組みことを強くお勧めします。

なお，数日にわたって練習をするのを忘れていたことに気がつくことがあるかもしれませんが，そのときも自分を責めないでください。"気がつくことで今の瞬間に戻ってきた"ことを自覚し，もう一度練習の計画を立てて練習を再開してください。もちろん，あなたが進めやすい方法で練習に取り組むのが一番です。

❏ 探ってみよう──なぜこのワークブックを購入したのですか？

このワークブックのなかにはたくさんのマインドフルな探索がありますが，この質問がその最初のものです。これらのエクササイズを通して，このワークブックではさまざまな問いかけをします。そして，振り返りの時間を取っていただきますが，その瞬間に湧き上がってきたことは何でも書き留めるようにしてください。その際，分析したり，評価したり，あれこれと考えたりする必要はありません。単に，この探索で体験した思考，感情，身体感覚を書き留めるだけで十分です。

この探索をする際，いつもよりもゆっくりとしたスピードで下記の問いかけに向き合うことをお勧めします。急いで行う必要はありません。ゆっくりと時間をかけ，あなたの生活を振り返ってみてください。そして，これらの探索があなたにとって貴重な宝物になることを覚えておいてください。気がついたことを簡潔に記入しても構いませんし，もし体験を深めたいのであれば，たくさん書いても結構です。そして，記入することで見えてくるものを観察してください。あなたが良いと思えるだけの時間を使って，納得がいくまで書いてください。もし記入するスペースが足りなければ，別のところに記入するのも良いでしょう。

このワークブックを購入することになったあなたの生活には，何が起きていますか？

_____

_____

_____

_____

_____

本書を通して，あなたの生活のなかで何が変わってほしいと望んでいますか？

_____
_____
_____
_____
_____
_____

あなたの良いところはどこですか？　これ以上良いところはないと感じるところまで書いても，さらに絞り出して書いてみましょう。後になってから（自分の良いところに）気がついたら，そのときに書き加えても構いません。

_____
_____
_____
_____
_____
_____

　私たち著者はマインドフルネスの練習を始める際に，これらの問いかけに答えてくれる数多くの人を長年見てきました。ある人はストレスに押しつぶされそうだったためプログラムを受講しました。また，ある人は仕事と私生活のバランスが取れなくて受講しました。怒り，悲しみ，恐れ，混乱のために受講した人もいれば，苦痛や病気のために受講した人もいました。どの人もストレスを

軽減し，心に平安とバランスの取れた生活を送れることを期待して受講しました。多くの人は人生に行き詰まったり，打ちのめされたりして，自分の良いところを忘れています。そういうときは，「私は良い人間で，人にも親切だ。ユーモアのセンスもある。良い親であり，良い兄・弟・姉・妹であり，良い友人でもある」ということを思い出す必要があります。

次へと読み進める前に，この探索であなたが書いたことすべてに対して，思いやりをもって振り返り，受け止め，整理するための時間を少し取ってみましょう。

❏ ストレスをどの程度感じていますか？

第1章へと読み進める前に，あなたの生活のなかにあるストレッサー[▼2]を探る時間を取ってください。この評定は，病院で実施されているような正式なものではありません。現在のストレッサーを把握し，対処するのを手助けすることを目的にしているだけのものです。次ページの表を下記の2つのステップで記入してみましょう。

ステップ1：まず，今の生活のなかでストレッサーと感じている10の状況をリストアップしてください（本書を読み進めている間に，途中で別のストレッサーが現れてきたときに書き込めるよう，書く欄を余分に用意してあります）。ステップ2では，これらの状況を1〜10（1：あまりストレスではない〜10：非常にストレスである）で評定してもらいます。この表には，軽いストレス（2〜4の評定）から非常に強いストレス（8〜10の評定）までの状況を書くように心がけてください。これらの状況は，仕事，学校，配偶者，通勤通学，人ごみ，世の中の出来事，孤独，家計，身体の痛み，不健康な食事，睡眠不足などのような全般的なことでも構いませんが，具体的に記入することをお勧めします。そうすることで，後にその状況やストレスレベルが変化するかどうかをより明確に追跡できるようになります。たとえば，「仕事」と書くよりは，「上司から四半期報告書を作成するように指示されたとき」としましょう。「人ごみ」と書くよりは，「夕方，スーパーに行ったとき」としましょう。

ステップ2：各ストレッサーの右にある欄には，上記で示したような評定を数字（1：あまりストレスではない〜10：非常にストレスである）で行ってください。なお，右端にある2つの欄には，まだ記入しないでください。この2つの欄は，本書の中間まで行ったときと最後まで行ったときに，ストレスレベルがどう変化したかを評定する際に使用します。

記入の仕方がわかりやすいように，例を紹介します。マインドフルネス・ストレス低減法のプログラム参加者であるサラは，上司から四半期報告書を作成するように指示されるたびに強いストレスを感じていました。彼女はその状況を7（かなり高いストレスを意味します）と評定していました。彼女がマインドフルネス・ストレス低減法のプログラムの半分を終えたとき，もう一度その状況を評定しました。そのときは，その仕事もマインドフルに対処できると感じていましたが，5（中程度のストレス）と評定しました。プログラムの最後で，再びその状況を評定した際，彼女にとってその状況はストレスであることは変わりがなかったのですが，2（かなり低いストレス）と評定しました。

ここで注意してほしいことがあります。もしあなたが非常に強いストレス（8〜10）と評定した状況が大半を占めた場合，医療またはメンタルヘルスの専門家に相談しながら本書を使用するようにお勧めします。

状況	評定（1〜10）		
	開始時	中間	終了時
上司から四半期報告書を作成するように指示されたとき	7	5	2

前のページで記入したストレッサーがあったために，あなたは本書を購入したのではないかと思います。本書で紹介する練習は，これまでストレス，苦痛，病気に取り組む多くの人にとって素晴らしい贈り物になってきたことを覚えておいてください。これらの人生の困難に向き合っている最中に，それまでに気がつかなかった自分の強さを見つけることが多いのです。

まとめ

　このワークブックを読み進めるときは，推奨スケジュールに従って読んだり，探索したり，練習したりしてください。そして www.mbsrworkbook.com で同じことをしている人と連絡を取ってみましょう。"本書に取り組むために時間を割くのは，あなたにとって素晴らしい贈り物になる"ことをあなたが確信できるように願っています。諺にもあるように，「千里の道も一歩から」です。あなたがこの最初の一歩を踏み出したことを称えます。そして，マインドフルな人生の旅にようこそ。

　この旅を始めるにあたって，次のような17世紀の詩人の言葉がこれから出会う最も素晴らしい人，つまりあなた自身に出会う助けになることを願っています。

　　自分の目を内に向けなさい。そうすれば見えてくるでしょう
　　心のなかに未知の領域が無数にあることを。
　　その領域を探索しなさい。そして
　　内なる宇宙の専門家となりなさい。
　　──ウィリアム・ハビングトン "To My Honoured Friend Sir Ed. P. Knight"（1634 [1985], 93）

▶訳註
　1…「日常のマインドフルネス」参照（p.31）。
　2…ストレッサー＝ストレス（反応）を引き起こす刺激のこと。なお，ストレッサーとストレス反応を総称して「ストレス」とすることも多い。

第1章

マインドフルネスとは？

　マインドフルネスとは，評価のフィルターやレンズなしに，今この瞬間に起きていることに対してはっきり気づくことです。そして，このマインドフルネスはどの状況にでも適用することができます。簡潔に言うと，マインドフルネスとは，心や身体への気づきを養い，"今ここ"で生きるということです。実践としてのマインドフルネスの起源は原始仏教の瞑想ですが，誰でも恩恵が得られる身近なものです。実際に，"今この瞬間に留まること"やマインドフルネスは，仏教，キリスト教，ヒンドゥー教，イスラム教，ユダヤ教，道教など多くの宗教にとって重要な概念です。これはサンスクリット語では smrti として知られ，「思い出す」という意味の smr という言葉から来ています。そして，原始仏教経典の言語であるパーリ語では，sati（マインドフルネス）として知られています。

　現在マインドフルネスは宗教的な起源を超え，さらには心理学や個人の幸福という次元をも超えて広がっています。医師たちはストレス，苦痛，病気と闘っている人を助けるために，マインドフルネスの練習を患者に処方しています。今やマインドフルネスは西洋文化に溶け込んでおり，医学，神経科学，心理学，教育，ビジネスなどの広範囲にわたる領域に影響を及ぼしています。この人気の証として，大ヒット映画の「スター・ウォーズ」で，ジェダイ騎士のクワイ・ガン・ジンが，初心者のオビ・ワン・ケノービに向かって，「マインドフルになれ！」と言っているシーンがあるくらいです。

　仏教の名著である *What the Buddha Taught* の著者ワルポーラ・ラーフラは，「（マインドフルネスは）ただ観察し，見つめ，調べることです。私たちは評価する人ではなく，科学者なのです」（1974, 73）と言っています。私たちはこの技法を身体感覚や周りの世界に，間違いなく応用することができます。本書ではそのための練習を紹介していきますが，マインドフルネスの最大の恩恵は科学者が冷静に観察するような方法で心のプロセスを吟味するところから得られます。それによって思考習慣に対して深い洞察が生まれ，ストレスや苦悩を和らげる大きな力になります。

　友人の心理学者がマインドフルネスの練習を始めた際，心には2つの作動モード（将来を心配するモードと過去を悔むモード）があることに気がつきました。その友人は自分の思考を観察しはじめるまでは，"心が忙しく動き回っていること"や"瞬間瞬間に起きていることから意識がよく逸れていること"に気がつきませんでした。そして，「もし私たちが将来を心配したり過去を悔んだりするために浪費している膨大なエネルギーを備蓄することができれば，エネルギー危機は起こらないでしょう」と話してくれました。この話をマインドフルネスのクラスでよくするのですが，受講者はうなずき，つい将来を心配したり過去を悔んだりしてしまう衝動があることを理解してくれます。今この瞬間が人生を十分に生きる唯一の時なのです。そして，マインドフルネスは今ここに留まり，自分自身

にこれまで以上に気がつくことを手助けし，大いなる恩恵をもたらしくれるのです。

1,600年以上も前に，聖アウグスティヌスが「人は，山の気高さ，海のうねり，大河の流れ，大海原，そして天体の運行を目の当たりにして驚愕するが，人間自身の素晴らしさには気がついていない」(2002, 180) と言っているのは驚かされます。聖アウグスティヌスの時代から比べると多くのものが変化しましたが，明らかに変わっていないものもあります。何世紀も過ぎているのに，未だに私たちは自分自身に驚嘆していないのは，どうしてでしょう？ 聖アウグスティヌスは"人生の神秘に出会っていないのは私たち自身の問題である"という痛烈なメッセージを送ってくれているのです。

現代社会では物質社会に飲み込まれてしまい，愛，思いやり，寛大さを忘れがちになります。そのため，私たちにはマインドフルネス，つまり"心身の瞬間瞬間のプロセスに意識を集中させ，評価を伴わない観察をするという，シンプルかつ直接的な実践"が必要なのです。絶えず変化するプロセスとして人生を見つめられるようになると，楽しみ，苦痛，恐れ，喜びなど，体験のすべての側面をより少ないストレスとより良いバランスで受け止めることができるようになります。

マインドフルネスは心の性質や苦悩の原因の理解を深め，苦悩をなくすための効果的な方法です。原始仏教の経典である法句経では，「心はありとあらゆる状況の前にある。心はそれらの主であり，いかなる状況をも作り出すのである」(Thera, 2004, 1) と書いてあります。この深いメッセージは，自分の心に意識を向ける，つまりマインドフルになることが最も重要であることを明確に伝えています。「意志」はすべての活動の核である，と言われています。つまり，"意志は思考，言葉，行為を作り出す"ということです。もし意志が健全であれば，その結果は実りがあり，立派なものになるでしょう。反対に，もし意志が不健全であれば，その結果は実りがなく，立派なものにはならないでしょう。このように，私たちの意志次第で幸福にも不幸にもなるのです。

下記の文章（1～6）を2，3回読んで，この内容について考える時間を少し取ってみましょう。

1. 意志は，思考と言葉を作り出します。
2. 思考と言葉は，精神活動を形作ります。
3. 精神活動は，行動を方向づけます。
4. 行動は，身体で表現されます。
5. 身体で表現されるものは，性格に影響を与えます。
6. 性格は，外見に表れます。

"50歳になるまでに人柄が顔に出る"という諺を聞いたことがあるかと思います。この諺が正しいか否かはともかくとして，これは心が身体にさまざまな影響を与えることに対する興味深い見識です。

マインドフルネスと幸福

マインドフルネスを通して，習慣的に繰り返す思考パターンと行動に気がつきはじめ，心身の健康を高めることができます。しかし，現実の姿が理想とかけ離れているうちは，自分の心や行動の

問題を客観的に見つめることは難しいものです。チベットの瞑想の師であるチュギャム・トゥルンパは，このプロセスを"麻酔なしの脳手術"や"次から次へと侮辱を受けること"に例えています。

鏡の部屋のなかに座って，恐れ，恥，罪悪感のような"望まざる常連客"と向き合うとき，公平な観察者で居続けるのはかなり大変なことです。マインドフルネスは心の傷，嫌悪，空想の流れから一歩下がって，それらが心のなかを行ったり来たりするのを単に観察する「スペース」を提供します。そのため，時が経つにつれて対処が難しい感情や思考を受け止め，それらの原因をより明確に見つめ，より深い受容と平安の状態を体験することができるようになります。

この作業は簡単ではありませんが，自分の心を見つける貴重な道のりなのです。最終的に「他に何もする必要はない」と悟るときが来るかもしれません。ベトナムの仏僧であり精力的な平和活動家であるティク・ナット・ハンが，「マインドフルな歩みと呼吸の一つひとつは，今この瞬間に平安をもたらし，将来戦争をなくすことにつながるでしょう。もし私たち一人ひとりの意識が変革できたら，人類全体の意識を変化させるでしょう」と語っています（2003, 56）。つまり，世界に平和をもたらすには，まず自分自身から変えていかねばならないのです。

日常のマインドフルネス

マインドフルネスを通して，自分の人生といかに直接関わるかを学ぶことができます。あなたの人生ですから，誰もあなたに代わることができませんし，事細かく教えることもできません。しかし，幸いにも新たに何かを獲得する必要はありません。それはすでにあなたのなかにあるのです。つまり，"今この瞬間にいる"だけで良いのです。そして，今この瞬間にいないと気がついた瞬間，あなたは今この瞬間にいるのです。思考にとらわれたとわかった瞬間，あなたはその罠から抜け出る自由を手にしているのです。

マインドフルネスは，フォーマルとインフォーマルの２つの方法で練習することができます。フォーマル練習は，座る，立つ，横になるなどの姿勢で，呼吸，身体感覚，音，思考，感情に対して意図的に焦点を当てるための時間を生活のなかで確保して練習します。インフォーマル練習は，職場，家，その他の場所で，食事，運動，雑用，人との交流などを含むあらゆる日常生活の活動に対してマインドフルな意識を向けます。

断酒会などの依存症回復プログラムには，「一日一日を大切にしよう」というスローガンがあります。マインドフルネスではさらに一歩踏み込んで，一瞬一瞬を大切にします。私たちは今この瞬間を積み重ねて生きることしかできないのに，どうしてその瞬間から離れてしまうのでしょうか？　もしあなたが将来のことを長く案じたり，過去のことをくよくよ悩んだりしていたら，多くのことを失っていることになります。もし思考，感情，身体感覚，心の流れのような内側の状態にマインドフルになれれば，よく眠れるようになったり，ストレスフルな状況に上手に対処できるようになったり，自尊心を向上させたり，人生と仕事に対する情熱を新たにすることもできるようになり，気分よく過ごせることでしょう。

やってみよう！

"習うより慣れよ"という諺があるくらいですから，これからひとつ実際にやってみましょう。まず，歯磨きや皿洗いのような日常生活でよくやっていることを一つ選んでください。次に，それを実際にやってみてください。その際，自分がしていることにずっと注意を向けて，全感覚をその体験に集中させてください。もし歯磨きを選択するのであれば，歯磨きをしていることを自覚し，歯や歯ぐきに触れる歯ブラシの毛を感じたり，磨く音に耳を傾けたりしてください。また，歯磨き粉の香りを嗅いだり，味を味わったりしてください。もし皿洗いを選択するのであれば，皿洗いをしていることをしっかりと自覚し，水を感じたり，水の音に耳を傾けたり，洗剤の香りを嗅いでみたりしてください。また，日頃見過ごしがちな洗剤の泡の鮮やかさなどをじっくり観察してください。このことを実際にやってみて，何か気がつくことがあるか試してみましょう。

❏ フォーマル練習——マインドフルにレーズンを食べる

マインドフルネス・ストレス低減法の最初のセッションでは，瞑想に対する誤解を解くためにレーズンをマインドフルに食べる練習を紹介します（もしレーズンが手元にない場合，他の食べ物でも構いません）。

この練習をするときは，携帯電話の電源を切るなどして，練習の邪魔になるものを脇に置いてください。そして，これから瞬間瞬間に展開される体験のさまざまな側面に対して明確な意識を集中させます。下記の教示文を読みながら練習するときは，5分間ほど時間をかけて行ってください。

レーズンを2,3粒，手の平の上に乗せます。もしレーズンがない場合，他の食べ物でも結構です。"このような食べ物が存在しない遠く離れた惑星から地球に来たばかり"という状況を想像してみましょう。

今，手の平の上にはこの食べ物があります。これから全感覚を使って，この食べ物を探っていきます。

あたかもこれまで見たことがない"物体"のように，これに意識を集中させます。まず最初に，見ることに集中します。生まれて初めて見るつもりで，詳しく調べ，探ります。反対側の手の指を使って裏返しにして，どんな色をしているかを観察します。

凹凸を見て，表面のどの部分が光を反射し，どの部分が暗くなっているかを観察します。

次に，柔らかさ，硬さ，ざらざら感，すべすべ感などの手触りを探ります。

その際，「どうしてこんな奇妙なエクササイズをしているのだろう？　こんなことをして何の役に立つのだろう？　そもそもこの物体は嫌いだ」などのような思考が湧いてきたら，これらの思考を受け止め，あるがままにします。それから，その物体に意識を戻します。

その物体を鼻に近づけて，注意深く匂いを嗅いでみます。

その物体を耳元に近づけて，指で擦ったり，回してみたりして，何か音が出るかを試します。

その物体を口にゆっくりと入れます。このとき，手がどのように動いているか，口のなかで唾液が出てきていることも観察します。

その物体を噛まずに，優しく舌の上に置きます。そして，口のなかでその物体の感覚をただ探ります。

心の準備ができたら，その物体を噛みます。その際，口のなかの片側にそれがひとりでに移動することを観察することになるかもしれません。また，それと同時にその物体の味も観察します。

この物体をゆっくり噛み砕きます。口のなかの唾液，そして，噛むごとにその物体がどのように変化するのかにも意識を向けます。

この物体を飲み込んでもいいと感じたとき，飲み込もうとしている自分の意志に気がつきます。それから実際に飲み込む際の感覚，つまり，のど，食道，胃にそれが移動している感覚を観察します。

最後に，マインドフルに食べることを体験するためにこの時間を割いた自分を褒めましょう。

「マインドフルに食べる」の記録

レーズン（または今回使用した食べ物）について，視覚，触覚，嗅覚，聴覚，味覚で気がついたことは何ですか？　何か驚いたことはありましたか？　この練習をしている最中，何らかの思考や記憶が湧いてきましたか？　少し時間を取って感想を書き留めてみましょう。

_____
_____
_____
_____
_____
_____
_____
_____

❏ インフォーマル練習──マインドフルに食べる

　食事は，うってつけの練習対象になります。何と言っても，人は食べなくては生きていけません。しかし，私たちは食事中に本を読んだり，何か作業をしたり，テレビを観たりするために注意が散漫になりがちです。そのため，しっかりと食べ物を味わっていることが少なく，何を食べているか意識していないこともあります。

　レーズンを食べるというフォーマル練習を，形式にこだわらずにいつでも"食べる"という体験に持ち込むことができます。食べるスピードを意図的に落として，その体験に全神経を集中させてください。その際，評価するのではなく，科学者のような興味と客観性をもって心身を観察してください。今後1週間，この練習を数回行ってみましょう。あなたの身体が本当に必要としていることに耳を傾けると，食べる量が減るかもしれませんが，食べること自体を楽しめるようになるでしょう。

○ エリシャのエピソード──マインドフルに食べる

　私は20歳代の半ばで人生に行き詰まりを感じ，1カ月間のリトリートに参加することになりました。そのリトリートでは，食事のたびに，何を食べているか，その食べ物がどこから来たのか，誰がそれを準備してくれたのか，ということに意識を向け，感謝しながらマインドフルに食べるように指導されました。しかし，私はそのリトリートに渋々参加したため，食べることに関して自分のスタイルを貫き通していました。そして，心は揺らぎ，リトリートに参加したこと自体とても後悔しはじめていました。やらなければならないもっと重要なことを考えたり，そのリトリートに自分は合っていないのではないかと心配したりしていました。そのため，食べ物の味に意識を向けられるようになるのは，半分ぐらい食べてからということが多々ありました。

　ある日リトリートの参加者の一人が，すべての活動に意識を向けることの大切さについて話してくれました。私はリトリートでの食事の仕方に疑問をもっていたため，その人に「ここでは食事がとても大きな出来事になっていますが，あなたは苦痛ではありませんか？」と質問してみました。その人は優しく微笑み，ナップザックから1つのオレンジを取り出し，「これを実験と考えてください。このオレンジを手に取って，これがどこから来たか，種からどのように育ったのか，人がその木をどのように一生懸命育て，実を摘み取ったのかをよく考えてみてください。このオレンジが私の手元に来るまでに，多くの人たちによってどのように運ばれてきたのかを考えてください。そして今，このオレンジを私はあなたに差し上げようとしています。さあ，このオレンジを手に取って，食べる前にすべての感覚でこのオレンジを感じ取ってください。心の準備ができたら，いつもよりゆっくり食べてください。そして，食べ終わったら感想を私に教えてください」と言って，その人は立ち去りました。

　一人になった後，抵抗感がふつふつと湧いてきましたが，この実験をやってみることにしました。このオレンジはその人からもらったものであることも含め，このオレンジについてじっくり考えることにしました。すると，少し有り難く思っている自分に気がつきました。実のところ，私はオレンジが好きでした。そのオレンジをじっくり見てみると，皮の細かい穴に気がつきました。そして，皮をむくと，果汁がかすかに飛び散り，香りがしてきました。それはまるで，皮をむかれるのをオレンジが喜んでいるかのようで，微笑ましくも思えました。そして，皮の外側と白い内側のコントラストに気がつきました。皮をむき終わってから実をじっくり見ると，ツルッとした膜の表面に縞模様が見えました。さらに房を

1つ取り出し，中に果汁がたくさんつまった果肉をじっくりと観察しました。最後にそれを口のなかに入れたとき，頬にうずく感覚が走りました。私の注意はこのオレンジの味だけに注がれていました。そして，噛み砕くごとにこのオレンジの驚くべき味に喜びを感じていました。これまでたくさんのオレンジを食べてきましたが，こんなふうにオレンジを味わったことはありませんでした。そして，それまで感じてきたモヤモヤがなくなり，気が楽になっていました。

❏ フォーマル練習——マインドフルチェックイン

　マインドフルネスをさらに味わっていただくために，マインドフルチェックインという3分間の短い練習を紹介します。この短くて効果的な練習は，心や身体でどのように感じているかを認識させ，今この瞬間にあなた自身を再び戻すのに役立つでしょう。この練習を日中できるだけ多く行い，さらに第3章で学ぶ呼吸練習と組み合わせて，あなたの日常生活に馴染ませることをお勧めします。

　この練習は電話などの邪魔が入らない，リラックスできる環境で行ってください。横になる，または背筋を伸ばして座る，そのどちらの姿勢で練習しても構いませんが，もし横になると眠ってしまうのであれば，姿勢を正すように心がけてください。心や身体の体験に焦点を当てるのが目的ですから，目を閉じて練習することをお勧めします。しかし，もし軽く目を開けて練習するほうがやりやすいのであれば，そうしてください。下記の教示文を読みながら，この練習に全神経を集中させてください。

　下記の教示文を読みながら練習をする場合，段落が終わるたびにポーズを入れて，3分間ほど時間をかけてください。

　心が落ち着くための時間を少し取ります。まず最初に，瞑想練習をするために時間を使っている自分自身を褒めましょう。

　身体と心に意識を集中させて，思考，感情，身体感覚を流れるままにすることから，このマインドフルチェックインを始めます。

　もしかしたら，これが今日初めての休息かもしれません。"することモード"から"あることモード"[▼1]に切り替わるにつれて，今まで気持ちがどのように変遷してきたかに気がつくかもしれません。

　評価したり，分析したり，あれこれと考えたりする必要はありません。今ここであなた自身をあるがままにします。このようにして3分間を，自分自身をチェックするためだけに使います。

　このマインドフルチェックインを終えるときは，この練習を行い，健康と幸福に近づいた自分自身をもう一度褒めましょう。

「マインドフルチェックイン」の記録

　初めてのマインドフルチェックイン練習が終わったら，練習中に気がついた思考，感情，感覚を記入してみましょう。

よくある質問
瞑想するために,座る必要がありますか?

　瞑想をしている人の写真を見ると,目を閉じて威厳のある姿勢で座っている場合が多いため,初心者には瞑想がとっつきにくく馴染みにくいという印象を与えているかもしれません。ここで明確にしておきたいのですが,瞑想は特殊な姿勢を必要としません。意識をはっきりさせ,集中することができ,かつ心地よさを保てる姿勢が取れれば良いのです。その際,身体が硬くなりすぎたり,だらしなくなったりしない程度に背筋を伸ばすのが良いでしょう。マインドフルネスはある特定の姿勢で座れるようになるものでも,ある特定の精神状態を目指すものでもありません。むしろどんな姿勢を取っていても,身体的にも精神的にもその瞬間に覚醒していることなのです。

練習計画と振り返りについて

　各章の最後（本章では下記）に，「練習計画と振り返り」というタイトルがついたチェックリストがあります。これは，マインドフルネスを日常生活に適用するための2つの重要なステップを思い出させてくれるものです。第1のステップでは，マインドフルネス練習のスケジュールを作成し，それに従うように促してくれます。"長年の習慣は，なかなかなくならない"という諺をご存じかもしれませんが，私たちは毎日の習慣にとらわれてしまうことが多いため，練習を最後までやり通すのは簡単なことではありません。まず，あなたが日頃使っているスケジュール帳にフォーマル練習をする時刻を書き込んでください。そして，このフォーマル練習の時間を病院の予約と同じように厳守してください。これはあなたの幸福のためにすることであり，最終的にあなたの精神的・身体的健康を向上させるのに役立ちます。

　第2のステップでは，練習の様子を振り返ります。新しい練習を始める際，最初は一生懸命でも，次第になまけてしまうことがよくあります。毎日の仕事や家事が練習の邪魔になったり，思いもよらない妨害や用事が現れたりするかもしれません。ですから，何がうまくいって，何がうまくいかなかったかを検討するための時間を取るのは重要なことです。そのことで練習を必要に応じて調整することができるからです。たとえば，夜よりも朝のほうが練習できることや，ある時間帯は練習の邪魔が入りやすいことなどに気がつくかもしれません。また，ある週は練習ができなくても，次の週には練習ができることに気がつくかもしれません。その違いは何でしょうか？　この振り返りの目的は，あなたが十分努力しているかどうかを評価することではありません。何がうまくいって，何がうまくいかないか，そして，練習を効果的に続けるにはどうしたら良いかということに気がつくためのものです。各練習を始めてから約1週間後に，振り返りの時間もスケジュール帳に書き込んでおきましょう。

練習計画と振り返り

　後の章では，さまざまなフォーマル練習を紹介します。今から，本章で紹介したフォーマル練習を今後1週間の予定に入れてください。その際，1週間で最低5回は練習できるようにしましょう。また，1週間に1回の割合で練習の様子を振り返るための時間も予定に入れましょう。

フォーマル練習
☐ マインドフルチェックイン

　繰り返しますが，本書で紹介するさまざまなインフォーマル練習から，いくつか選んで練習をすることになります。まず，本章で紹介したインフォーマル練習を日常生活で実践してみましょう。

インフォーマル練習
☐ マインドフルに食べる

フォーマル練習記録表

　フォーマル練習をするたび，下記の記録表に記入してください。そして，練習の様子を振り返ってみましょう。あなたにとって一番良いパターンに気がつきましたか？　この練習を継続するために，どのような改善ができましたか？　この記録表の記入方法がわからない場合のために，例を示します。

日付／フォーマル練習	時刻	練習中の思考・感情・感覚／練習後の感想
12/21 マインドフルチェックイン	午前8時	今日しなければならない仕事にずっと心を奪われていた。時々胸が締め付けられたが，和らいだ。こんなふうに胸が締め付けられることに不安を感じたが，練習後は少し落ち着いた。

インフォーマル練習の振り返り

　毎日，インフォーマル練習を少なくとも1つ振り返る時間を取りましょう。振り返ることで，毎日のインフォーマル練習を深めることができます。ここでも記入例を示します。

練習	状況	練習前に気がついたこと	練習後に気がついたこと	練習で学んだこと
マインドフルに食べる	友人と一緒にランチをしていた。食べ終わろうとしているときに，味わわないまま食べていたことに気がついた。	感情：不安／思考：「ああ，仕事がたくさん残っている」／感覚：肩に緊張	食べ物の味と噛む感覚に注意を向けたとき，体の力みが取れはじめた。そして食べ物の素晴らしい味に気がついた。疲労感が減り，しっかりと食事を味わうことができた。	ゆっくり食べるようにしたら，もっと味わえるようになり，忙しい日の憩いのひと時になる。ビーツが入ったサラダがとても好きなこともわかった。

第1章　マインドフルネスとは？ | 39

▶訳註

1…「することモード」＝問題を解決しようとしたり，遠ざけようとしたりする心の状態。現実的な課題に取り組むには非常に有用であるが，心の問題を解決するためにこのモードを使用すると苦悩を生み出すことになる。「あることモード」＝状況をあるがままに受け止めている心の状態。マインドフルネスの実践において重視される。

第2章

マインドフルネスと心身のつながり

　マインドフルネスがストレスの軽減に実質的な影響を与えるのは，心と身体がつながっているからです。これまで西洋医学では，心身のつながりは疑似科学または亜流の考え方とみなされがちでした。しかし，神経科学者たちが思考・感情と身体をつなぐ神経経路を発見してからは，そのような見方が変化してきています。実際，神経科学の領域では，思考・感情と身体は相互につながっていることが定説となっています。

　ストレスを経験すると，身体はコルチゾールというホルモンおよびアドレナリンやノルアドレナリンという神経伝達物質を作り出します。ストレスに対する生理的な反応は，種の進化とともに形成されたものです。先史時代では，動物に襲われるといった命が脅かされる状況に出くわした場合，身体はその緊急事態にすぐに対処する必要がありました。そのためには，身体の生理的エネルギーは危険に対して闘うか，逃げるか，フリーズするか，そのいずれかの反応をする方向に向かいます。この反応は，「闘争逃避フリーズ反応」として知られています。

　今では私たちの生活も変わり，もはや動物に襲われるというような命に関わる差し迫った危険に曝されることは少なくなりました。しかし，日常生活のなかでは多数のストレッサーに曝されています。身体は，命の危機と日常生活のストレッサーを区別していません。その結果，交通渋滞に巻き込まれたり，仕事に押しつぶされそうになったり，お金や健康を心配したりすることで，同じように闘争逃避フリーズ反応が出てきます。私たちは実際の出来事よりは，その出来事の解釈に応じて反応します（Segal, 2001）。差し迫った身体的な危機がなくても危険であると脳が知覚し，この自動的な反応がチェックされないまま繰り返し起きると，次第にストレスレベルは上昇していきます。コルチゾールや神経伝達物質（アドレナリンやノルアドレナリン）が全身で急増しつづけた結果，アドレナリン過剰分泌状態になってしまいます。そうなると健康ではなくなり，免疫系や重要な生理系のエネルギーが奪われて機能を十分に果たせなくなります。

自律神経系

　ストレスがいかに身体を蝕むかを知るためには，まず自律神経系の働きを理解すると良いでしょう。この自律神経系は，脳・心臓・呼吸などの生命維持に必要な機能や内臓・腺などの多くの機能を不随意的に調節しています。自律神経系には，交感神経系と副交感神経系の2つがあります。この2つの神経系は相反する機能をもちながらも，お互い相補的にバランスを取って働きます。交感

神経系をアクセル，副交感神経系をブレーキと考えても良いでしょう。

　脳は，つねに状況が安全か否かを評価しているようです。脳が潜在的な危険を察知した場合，闘うか，逃げるか，フリーズするか，そのいずれかを選択します。闘うか逃げるかすることで，その脅威に対処できると脳が判断した場合，呼吸を浅くし，心拍と血圧を上げ，痛みを和らげるためにアドレナリンを放出するなど，活動を高めるためのさまざまな生理的変化をもたらす交感神経系が作動します。同時に，免疫，消化，生殖系などの緊急性が低い機能はゆっくり働くか，または一時的に休止します。このような反応が起こることで，消防士は約140kgの人を担いで20階を降りることができ，一般人でも通常より速く長く走ることができるようになります。その一方で，脳がその状況は絶望的で，何をしても駄目だと判断した場合，フリーズ反応を選ぶことになります。その際，血圧や心拍を下げるなど，身体の動きを止め，エネルギーを維持する副交感神経系が活性化します。そして，極限状態になると失神することもあります。

　危険は去ったと脳が判断した時点で，身体のバランスを再び取り戻す神経系を活性化させます。精神科医であり，UCLAのマインドフル・アウェアネス研究センターの共同所長であり，*The Mindful Brain*の著者でもあるダニエル・シーガルは，「ストレスに対するマインドフルアプローチで大切なのは，自分に波長を合わせ，恐怖を伴わない愛の感覚を作り出す自己関与システムを活性化させること，つまり究極のリラクセーション状態を作り出すことかもしれません」と個人的に語ってくれました。

　神経科学では，"感情や思考は化学物質や電気刺激から構成され，免疫，筋骨格系，消化，循環，呼吸など多数の生理系に影響を与えている"と考えられているため，感情や思考は健康と病気の両方に影響を与える要因とされています。脳は心理的な危機と身体的な危機を区別しないため，どちらの場合でも生理的反応が起き（Siegel, 2001），列に並ぶことや通勤通学などの単純で無害なことからもストレス反応を引き起こすことがあります。日々のストレスが慢性化して緩和されない場合，身体はバランスを失い，高血圧，筋緊張，肌のトラブル，不安，不眠，胃腸・消化器の不快感のような不調を多数抱えることになり，病気と闘う能力である免疫系の働きが阻害されます。

ストレス反応とストレス対応[1]

　もしあなたがストレス反応に対してマインドフルになり，より建設的で調和的な方法で対応するようになったら，どうなるでしょうか？　あなたが日常生活のストレスの存在に気がつき，そしてそのストレスが心身にどのような影響を与えるのか気がつくようになると，ストレス対応のスキルを養い，生活に素晴らしいバランスをもたらすようになります。ジョン・カバットジンは，*Full Catastrophe Living*（春木 豊＝訳（2007）『マインドフルネスストレス低減法』北大路書房）のなかで，ストレス反応とストレス対応を明確に区別しています。「ストレス反応」は，過去の経験から影響を受けることが多く，無意識的・習慣的なパターンによって増幅される傾向があります。このようなパターンは，喫煙，薬物乱用，ワーカホリック，忙しく動き回るなどのような非適応的な対処になってしまい，長期的には心や身体の健康を害する可能性があります。それに対して，「ストレス対応」は，感情を抑圧するのではなく，それを受け止めます。同時に，その感情に対する取り組み方を養

います。ストレスに対してマインドフルに対応できるようになるにしたがって、ストレス反応に伴ういつもの無意識的なパターンを壊せるようになります。そして、ストレスに取り組むための新しい可能性を広げ、ストレスを変容させられるようになります。気づきとは、**マインドレス**な反応という闇に光を灯すようなものです。これまでの自分の反応を理解できるようになると、より上手に対応できるようになります。

　マインドフルネスの利点のひとつに、動揺や恐れのような扱いが難しい状態を含む、広い範囲の内的体験とともにいられる点が挙げられます。マインドフルネスは全ての内的体験に対して明確な意識を持ち込むため、交感神経系と副交感神経系がつかさどるアクセルとブレーキのバランスを取るうえで、重要な役割を担うことができるのです。ダニエル・シーガルは *The Mindful Brain*（2007）で、ストレス反応を含む、さまざまな心の状態を平等に観察することができる意識の静止状態を、「注意の固定化」と表現しています。さらに、彼は「マインドフルネスは、脳の前頭前野に働きかけ、柔軟で適応的に自律神経系の2つの神経系（交感・副交感神経系）の間にバランスをもたらし、心のなかに素晴らしい平静状態を作り出す」と主張しています。この平静状態を伴う観察力が身につくと、思考の内容や**マインドレス**な反応にとらわれるのを長期にわたって防ぐことができます。

　心と身体は複雑に絡み合っているため、ストレスを変容させ、平静に対応するこの能力は、身体の健康に対しても大きな影響を与えます。最良の医療とは、"自分の幸福は自分である程度コントロールする"というセルフケアから始まります。マインドフルネスを実践することで、セルフケアにおける積極的な役割を果たし、幸福感全般を強く増進させることになります。

ストレス低減におけるマインドフルネスの中核的役割

　今日、アメリカではマインドフルネス・ストレス低減法のプログラムが250カ所以上の主要医療施設で実施されています。また、このプログラムは世界各地でも実施されています。マインドフルネスアプローチは、不安（Miller, Fletcher and Kabat-Zinn, 1995）、強迫神経症（Baxter et al., 1992）、慢性疼痛（Kabat-Zinn, Chapman and Salmon, 1987）の症状を軽減するのに効果的であることが示されています。また、乾癬の有害な影響を軽減し（Kabat-Zinn et al., 1998）、共感性と精神性を向上させ（Shapiro, Schwartz and Bonner, 1998）、幸福感を増進させ（Brown and Ryan 2003）、うつ病再発を予防し（Segal et al., 2007）、薬物依存の再発を予防し（Parks, Anderson and Marlatt, 2001）、乳癌患者と前立腺癌患者のストレスを減らし、生活の質を高める（Carlson et al., 2007）のに役立つことが示されています。

　このように多くの問題や疾患に対してマインドフルネスが効果的であるのは不思議に思えるかもしれませんが、その答えはマインドフルネスの本質のなかにあります。マインドフルネスの練習では、瞬間瞬間に起きていることがどんなことであれ、それに対して「評価を伴わない気づき」を集中させます。なぜなら、変化を起こせるのは今この瞬間だけだからです。そうすることで、無意識的に行ってきたアンバランスな習慣に気がつき、幸福とバランスを増進させる新しい選択ができるようになるのです。

　ストレス研究をしている心理学者のゲーリー・シュワルツは、思考、感情、身体感覚とつながっていないことが病気の究極的な原因であり、これらの内的体験とつながることが健康の源である

（Kabat-Zinn, 1990）という「ヘルス・フィードバックループ・モデル」を提唱しています。彼が提唱するモデルによると，ストレス反応がどのように思考，感情，身体感覚のなかで表現されるかに気がついていないと，心身のバランスを崩すことになります。反対に，ストレス反応に気がつくことで，自動的に思考，感情，身体感覚とのつながりを生み出し，心身のバランスを取り戻すために必要なことを行えるようになります。

　気づきはどのようにストレス低減につながるのでしょうか。そのひとつの例として，交通渋滞に巻き込まれる状況を考えてみましょう。私たちは，ストレスが心身に及ぼす影響に対して気がつくことが少ないため，全身の緊張，呼吸の乱れ，指の関節が白くなるまでハンドルを強く握る，というようなことに注意が向かないかもしれません。そして，血圧・心拍・体温の上昇などのような不安やイライラの隠れた影響には，さらに気がつかないようです。しかし，身体の緊張に気がつくようになれば，今この瞬間に立ち返り，ハンドルを固く握った手を少し緩めることができます。さらに，呼吸が乱れていることがわかれば，マインドフルに呼吸することで呼吸を安定させ，血圧や心拍の上昇などのストレス反応をゆっくりと正常に戻すことができます。

　マインドフルネスは，体験していることを明確に理解させてくれるため，ストレスが与える影響にもっと気がつけるようになります。そのため，より上手な対応を選択することが可能になります。このように，どんなにつらいときでも，よりバランスと平安を伴って自分の健康と幸福に積極的に関わったり，瞬間瞬間を体験したりすることができるようになるのです。

マインドフルネスと脳

　マインドフルネスを実践すると，脳内に健康的な変化がもたらされることを多数の研究が示しています。これらの研究結果は，マインドフルネスの実践を通して幸福感，集中力，平安を増進させたという数多くの体験談を裏付けています。

　たとえば，2003年にリチャード・ディビットソン博士（ウィスコンシン大学マディソン校情動神経科学研究所長）とジョン・カバットジンたちの研究グループは，あるバイオテクノロジー会社の従業員に対して8週間のマインドフルネス・ストレス低減法プログラムを実施し，その心身の健康に対する効果を発表しました。この研究では従業員41名中25名がプログラム参加群，16名が統制群（プログラム不参加）にランダムに割り付けられ，プログラム受講前，終了直後，4カ月後の計3回にわたって全員の脳の電気活動が測定されました。その結果，統制群よりもプログラム参加群の左前頭葉の活動が有意に増加していることが示されました。この脳の部位は，肯定的な感情と情動表出の制御に関連があります。このディビットソンたちの研究は，左前頭葉の活動が活発な人は，そうでない人よりも，ストレスフルな出来事の後に早く立ち直ることを示しています。さらに，この研究は免疫機能との興味深い関連も明らかにしました。8週間のプログラム終了時，実験参加者全員に対してインフルエンザの予防接種が行われました。その結果，統制群よりもプログラム参加群に抗体の有意な増加が見られました。これは免疫反応を瞑想が高めることを示唆しています。

　2005年に，サラ・ラザー（ハーバード大医学部講師）は，定期的に瞑想をしている人の脳は，瞑想していない人の脳と比較して，大きな違いがあることを明らかにしました。脳のMRI画像か

ら，マインドフルネスを実践している人はそうでない人よりも，推論と判断をつかさどる前頭葉の部位が厚くなっていることがわかりました。さらに，定期的に瞑想をしている人の島皮質が厚くなっていることも発見されました。この島皮質は，感情を知覚する重要な部位です（Lewis and Todd, 2005）。大脳皮質と島皮質の機能は一般的に20歳以降に低下しはじめるため，マインドフルネス瞑想は加齢に伴うこのような脳の損失を補っている可能性があります。ラザー博士は，「実際に瞑想をすると，その効果は長期にわたって脳に大きな影響があり，毎日の生活に肯定的な影響があるかもしれない」と我々に話してくれました。

ダニエル・シーガル博士（Sigel, 2007）は，最近の研究レビューと本人の臨床経験から，「マインドフルネスを実践することで，社会性と関連のある神経回路が自分自身に波長を合わせられるようになり，その結果，身体的・心理的・社会的幸福感が増進する」と示唆しています。本質的には，自分の心に意識を向けるときと同じ脳内のメカニズムが，他の人の気持ち，意図，態度（社会的回路）を探るときにも使われているのです。彼によると，注意を払うことは「神経可塑性」に影響を与えます。つまり，体験に応じて神経のつながりを変化させる能力が私たちの脳にはあるのです。驚かれるかもしれませんが，彼は「心が脳を使って，心自身を作り上げている」（Sigel, 2007, 32）と言っています。このことをしばらく考えてみてください。彼によると，脳と身体のさまざまな部位と関連のある統合的な機能をもつ前頭葉にマインドフルネスの実践が影響を与えます。つまり，マインドフルネスは，克服力，自己管理力，幸福にプラスの影響を与える可能性があるのです。

マインドフルネスと脳は，近年注目されている研究課題になっており，さまざまな研究が現在進行しています。たとえば，ダライ・ラマ主催の「心と生命会議」では，ノーベル賞受賞者を含む世界トップレベルの科学者と経験豊かな瞑想家が集まり，共同研究が行われました。また，社会瞑想精神センターによって主催された研究は，最近になって軍の介護人のためのプロジェクトへと発展しました。同センターは，マインドフルネスと脳に関するさまざまな研究についての情報を集めています。たとえば，ある最近の研究（Brefczynski-Lewis et al., 2007）では，長期間瞑想を実践している人は，感情を乱すような音を聴いても，恐れや攻撃と関連がある脳の部位である扁桃体が活性化しにくいことがわかりました。これは，長期間の瞑想実践をすると，感情的な行動を有意に減らす可能性があることを示唆しています。

最近の別の研究（Lutz et al., 2008）では，瞑想は共感性と関連のある脳の領域に有意な変化を及ぼすことが明らかになりました。仏僧が，気分を誘導する音（楽しい気分に誘導する音と哀しい気分に誘導する音の両方）を聴きながら慈悲の瞑想をすると，瞑想初心者たちよりも音に反応して精神的活動が活発になりました。このことから，脳のさまざまな領域が活性化し，これらの音の検出力が高まっていることが示唆されました。さらに，経験を積んだ瞑想者は初心者よりも哀しい気分に誘導する音に反応していること，またすべての瞑想者は休息のときよりも瞑想をしているときのほうが，音に対して敏感に反応していることが示されました。これは，瞑想が共感性と関連する神経回路に直接影響することを示しています。

瞑想の精神生物学的な効果に関する研究は増えつづけており，ここで紹介したものはほんのわずかな例にすぎません。このような瞑想に関する多くの科学的研究は，マインドフルネスの背後にある科学的理解を促進するだけでなく，マインドフルネスをいかに利用することができるか，そして，マインドフルネスがストレス，苦痛，病気などさまざまな困難に対処する際にいかに役立つかにつ

いて，さらなる研究の道を開いています。

マインドフルネスと日常のストレス

　マインドフルネスが，私たちの幸福にいかに大きな影響を与えるかについて理解するためには，まず日常のストレスが思考，感情，身体に対して，どれだけ大きな影響を与えているかについて考えてみる必要があります。たとえば，銀行や郵便局で列に並んでいるとき，交通渋滞に巻き込まれたとき，道に迷ったとき，締め切りが迫っているとき，会話が気まずくなってしまったとき，私たちはイライラするかもしれません。また，これらの状況を予期したり，思い出したりするだけでも，ストレス反応が起こることがあります。これらのストレスは些細なようにみえますが，筋緊張，頭痛，不眠，胃腸障害，皮膚疾患などのあらゆる症状を引き起こす可能性があります。ストレスが長期間加わったときに，もし喫煙，薬物乱用，過食，オーバーワークというような不健康なストレス対処方略に頼ってしまうと，癌，心臓病，認知症などの深刻な病気になる可能性があります。

　マインドフルネスがもたらす恩恵のひとつに，いかなるストレスでも，それに対する対応方法にはいくつかの選択肢があることを認識させてくれるという点があります。このことについて，精神科医でありホロコーストの生存者であるヴィクトール・フランクルは，「刺激と対応のあいだには，スペースがあります。そのスペースには，対応を選ぶ力が存在しています。そして，その対応に自分の成長と自由がかかっています」（Pattakos, 2008, viii）と雄弁に述べています。フランクルは，強制収容所のなかでも癒しと安らぎの方法を見つけ，「どのような対応をするかについては，誰もが意識的に選択する自由がある」と強調しました。その際，鍵となるのが"気づき"です。もちろん，私たちがこれまで経験してきた"条件づけ"が強い影響力をもっているために，いつもの習慣を容易に変えることはできません。ちょうど水が低いところに流れるように，元の習慣に戻ってしまう可能性もあります。なぜなら，それが最も楽な道だからです。物事に対する解釈や反応の習慣的傾向についても同じことが言えます。自動操縦[▼2]を止め，習慣的な反応や行動を控えるために，次のエクササイズでは，まずストレスがいかにあなたの生活に影響を与えているかを探ります。日常のストレス，およびそのストレスとあなたとの相互作用に本当の意味で気がつくことは，より良い新たな対応を選択するための重要な最初の一歩なのです。

よくある質問
瞑想とリラクセーションは，どこが違うのでしょうか？

　瞑想はたしかにリラクセーションの感覚をもたらしますが，そうではないときもあります。あなたの考え方次第で，この違いは生まれます。リラックスしたいときは，テレビを観たり，読書をしたり，ハンモックに横になったり，バブルバスに浸かったり，呼吸のエクササイズをしたりするなど，実にさまざまな活動を選択することができます。マインドフルネス瞑想では，あなたが選択した対象に対して，評価を伴わない注意を向けることが唯一の目的です。つまり，レーズンを食べるというようなマインドフルネスの練習をするのは，リラックスするためではなく，本当の意味で今この瞬間を深く体験するためなのです。リラックスするために瞑想をすると，落とし穴に陥る可能性があります。なぜなら，もし瞑想してもリラックス感が得られなかったとしたら，「瞑想は役に立たない」と考えるようになるからです。そして，欲求不満や失望を感じ，さらには不安や抑うつにつながる下降スパイラルに陥るかもしれません。

❏ 探ってみよう——ストレスや不安が生活にどのような影響を与えていますか？

　少し時間を取って，湧き上がる思考，感情，身体感覚に注目しながら，下記の質問について考えてみてください。心の準備が整ったら，あなたの考えを下の欄に書いてみましょう。質問によっては，他の質問よりも多く記入しても構いません。

　人間関係に関するストレスや不安が，あなたの生活にどのような影響を与えていますか？

_____

_____

_____

_____

_____

_____

仕事に関するストレスや不安が，あなたの生活にどのような影響を与えていますか？

周りの環境に関するストレスや不安が，あなたの生活にどのような影響を与えていますか？

食べ物や食習慣に関するストレスや不安が，あなたの生活にどのような影響を与えていますか？

_____
_____
_____
_____
_____
_____
_____
_____

睡眠や不眠に関するストレスや不安が，あなたの生活にどのような影響を与えていますか？

_____
_____
_____
_____
_____
_____
_____
_____

運動や体力不足に関するストレスや不安が，あなたの生活にどのような影響を与えていますか？

_____

_____

_____

_____

_____

_____

_____

　上記の質問に対してあなたが記入した内容は，今後あなた自身で検証していくことをお勧めします。気づきが深まるにつれて，あなたの生活の多くの領域で，ストレスや不安がどのような影響を与えているかをより明確に理解できるようになります。まず，その影響力に気がつきはじめることが，より幸福になるための重要な最初の一歩なのです。

　次へと読み進める前に，この探索であなたが書いたことに対して，思いやりをもってすべて振り返り，受け止め，整理するための時間を少し取ってみましょう。

❏ インフォーマル練習──マインドフルネスを生活のなかに織り込む

　朝目覚めてから夜寝る瞬間まで，ライフスタイルとしてマインドフルネスに取り組むことができます。多くの人は，朝目覚めた瞬間から，"やることリスト"を作りあげ，それをいかにこなしていくかで頭が一杯になってしまいます。職場では，目の前の仕事よりも次の仕事を考えたり，勤務自体が早く終わることを望みながら仕事をしたりするかもしれません。家事，人間関係，そして余暇に対してさえも，焦りを感じたり，押しつぶされそうな気持ちに支配されてしまい，結局何をしていても，心のなかでは別のことや過去に起きてしまったことを繰り返し考えるようになりがちです。

　一日中マインドフルになろうと決意すると，どんな状況にいても，そこに集中し，感謝することができるようになります。また，心がより落ち着き，平安になることもできます。マインドフルな状態が持続するにつれて，どのような状況もインフォーマル練習の機会として見つめられるようになるでしょう。この練習を始めるためのヒントが必要な人のために，マインドフルネスを生活のなかに織り込む例を下記で紹介します。

- 朝目が覚めたら，ベッドから飛び起きるのではなく，マインドフルチェックインをするための時間を少し取ってみましょう。今この瞬間に対する気づきをもって一日を始めることで，その日に起きるかもしれない困難な出来事に対して，落ち着いて平静に対応するための土台をつくります。
- 朝シャワーを浴びる場合，心がその日のことを考え，計画し，シミュレーションしていないかどうか注目してください。もしそうであれば，シャワーを浴びている，石鹸の香りを嗅いでいる，身体にかかる水の感覚を味わっている，シャワーの音を聞いている，などの瞬間瞬間の体験に心を優しく戻しましょう。
- もしあなたが誰かと一緒に暮らしているなら，出かける前に，同居している人の話をマインドフルに聴き，その人とつながる時間を少しもつようにしましょう。
- 自家用車を使って出勤する人は，車に近づくときに，ゆっくり歩きながら身体に意識を向け，緊張している部位があるかどうかチェックしてください。そして，運転する前にその緊張をほぐすようにしましょう。
- 運転の際，少しゆっくりとしたスピードで運転するようにしてください。そして，赤信号で停車するたびに，呼吸に注意を向けてみましょう。
- 歩行中は，間違いなく自動操縦になりやすくなります。出勤や用事のために歩く際，いつもと違うように歩いてください。たとえば，ゆっくり歩いてみたり，3歩で息を吸い，次の3歩で息を吐いてみたりするのも良いでしょう。そして，歩くときの感覚を足や全身で感じてみましょう。
- 職場では，同じようないくつかの仕事に集中できるように時間を割り当ててください。たとえば，計画を立てる時間は，それだけに集中し，他の仕事をしないようにしてください。もし可能であれば，他の仕事をしているときはメールのチェックを控えましょう。
- 可能であれば，1週間に1回，一人で静かに食事をとってください。いつもよりも少しゆっくり食べ，味や食感に対して丁寧に意識を向けてみましょう。
- 一日のなかで，何度かマインドフルチェックインをしてください。マインドフルチェックインをあらかじめスケジュールに入れておくこともできますし，メールをチェックする前やラッシュアワー時の運転前など，ある特定の活動をこのマインドフルチェックインと関連づけて行うこともできます。
- 自宅でリラックスするために，あわてて帰ろうとするのは逆効果です。マインドフルに，ゆっくりと運転して帰宅してください。ハンドルを握っている手を感じ，マインドフルに瞬間瞬間を意識してください。ラジオを消し，その日を振り返ることもできるでしょう。良かったことやもっと上手にしたかったことは，どんなことでしょうか？　また，帰宅したらどうしたいかを，意図的に計画することもできるでしょう。もしかしたら，それは帰宅後に家族の話をマインドフルに聴くことかもしれません。
- 玄関に入る前，身体が緊張しているかどうかを調べるために，マインドフルチェックインをしてください。もし身体が緊張していたなら，そこに息を吹き込むようなイメージで緊張をほぐしてみましょう。

日常生活にインフォーマル練習を溶け込ませられるようになったら，体験を振り返るための時間

を少し取ってください。あなたは何をしてみましたか？　練習の前後で，自分自身に対して何に気がつきましたか？　他の人とどのようなやりとりをしましたか？　インフォーマル練習から何を学びましたか？　これらのことを書き出してみましょう。

> **やってみよう！**
> 　頭で考えていること，心で感じていること，そして身体で感じていることのつながりに気がつくための時間を少し取ってください。思考・感情・身体的感覚を観察し，それらがいかに相互につながっているかを検討する時間を取ってください。そして，日常生活のなかでも，この練習をやってみてください。たとえば，列に並んだり，交通渋滞に巻き込まれたりしたときの最初の反応に注目してください。次に，その状況においてマインドフルになることで，どのような対応ができたかにも注目してみましょう。

他の人とつながることについて

　一人で練習するのは難しいものです。そのため，他の人からサポートを受けたり，やる気をもらったり，意見をもらったりすることをお勧めします。もしあなたがまだ www.mbsrworkbook.com を訪ねていないのであれば，一度試してください。練習について他の人がどんなことを言っているかをチェックしてください。他の人と分かち合い，彼らの体験を理解することは，あなたの練習を維持し，深めることに役立ちます。

練習計画と振り返り

　後の章では，さまざまなフォーマル練習を紹介しますが，今から第1章で学んだフォーマル練習（マインドフルチェックイン）を今後1週間の予定に入れてください。この練習を毎日またはほぼ毎日するようにしてください。また，練習の様子を振り返るための時間を1週間に1回予定に入れましょう。

　フォーマル練習
　□マインドフルチェックイン

マインドフルネスを日常生活で実践するためのインフォーマル練習が2つあります。

　インフォーマル練習
　□マインドフルネスを生活のなかに織り込む
　□マインドフルに食べる

フォーマル練習記録表

　フォーマル練習をするたび，下記の記録表に記入してください。そして，練習の様子を振り返ってみましょう。あなたにとって一番良いパターンに気がつきましたか？　この練習を継続するために，どのような改善ができましたか？

日付／練習	時刻	練習中の思考・感情・感覚／練習後の感想

インフォーマル練習の振り返り

毎日,インフォーマル練習を少なくとも1つ振り返る時間を取りましょう。振り返ることで,毎日のインフォーマル練習を深めることができます。

練習	状況	練習前に気がついたこと	練習後に気がついたこと	練習で学んだこと

▶訳註

1…「反応」(reaction)=本書では「刺激に対して無意識的・習慣的に心身が活動を起こすこと」という意味で使用されている。「対応」(response)=「反応」と訳されることが多いが,本書では「刺激に対して意図的な選択をする」という意味で使用されている。

2…自動操縦=今この瞬間から意識が逸れたまま活動している心の状態である。「することモード」と関連がある。

第3章

マインドフル瞑想の方法

　第1・2章では，フォーマル練習とインフォーマル練習の両方を紹介しました。本章では，フォーマル練習の基本でもある，マインドフル呼吸法を学びます。呼吸はつねに私たちと共にあるため，この練習はどこにいても行うことができます。そして，インフォーマル練習と組み合わせることもできます。フォーマル練習とインフォーマル練習を融合させて練習の幅が広がるにつれて，マインドフルネスはあなたのライフスタイルになります。そして，次第に自分の思考，言葉，行動にマインドフルネスを持ち込めるようになります。最終的には，ありとあらゆる体験がマインドフルネスの練習対象になっていきます。

　本章では，フォーマル・マインドフルネス瞑想を深めるために必要なことを，ひとつずつ紹介します。瞑想にじっくりと時間をかけて取り組むにつれて，これはあなた自身にとって大変貴重なものであることに気がつくと思います。瞑想は，幸福へとつながる潜在能力を引き出します。ストレスに溢れているあわただしい現代社会において，マインドフルネス瞑想はあなたが自分自身に戻れるオアシスとなるでしょう。

マインドフルネスの態度

　マインドフルネスの練習は，一定の条件が揃えば草花が繁茂するガーデニングのようなものです。マインドフルネスで必要不可欠とされる条件は，下記の8つの態度です。

- **初心**──この態度をもつことで，あたかも生まれて初めて体験するかのように，物事に対して興味と新鮮さをもって見つめることができます。
- **評価しない**──この態度は，どのような体験に対しても公平に観察する目を養います。つまり，思考，感情，感覚に対して，良い／悪い，正しい／間違い，公平／不公平というラベルを貼らず，単に瞬間瞬間の思考，感情，感覚として意識を向けます。
- **受け止める**──この態度は，物事をあるがままに認め，受け止めることを意味します。
- **力まない**──この態度をもつことで，貪欲になったり，変化を嫌ったり，その瞬間に心のなかに湧き上がるものから逃げたりする必要がなくなります。つまり，力まないとは今の状態を変えようとしないということです。
- **平静さ**──この態度は，バランス感覚を伴い，知恵を養います。そうすることで，変化の本質

を深く理解し，洞察と思いやりをもって変化に身を任せることができます。
- **あるがまま**――この態度は，物事をあるがままにさせ，今の状態を変えようとしません。
- **自分に対する信頼**――この態度をもつことで，何が真実で何がそうではないかを自分自身の体験から理解することができます。
- **自分への思いやり**――この態度は，自分を批判・非難することなく，あるがままの自分に対する愛を養います。

これらの態度を身につけること，つまりあなたの理解度に応じてこれらの態度を内省して養うことで，あなたのマインドフルネスの練習は深まっていくでしょう。そして，これらの態度を養うということは，自分のエネルギーを癒しと成長のプロセスに集中させるということになります。なお，これらの態度は相互に影響を与え合っているため，1つの態度を養えば他のすべての態度も自然に養われることになります。

マインドフル呼吸法

マインドフル呼吸法は，瞑想練習の土台づくりをします。なぜなら，呼吸というものはどこにいてもつねに私たちと共に存在し，今この瞬間につなぎとめてくれる"アンカー（錨）"として使うことができるからです。要するに，呼吸をするだけでマインドフルになれるのです。分析したり，数を数えたり，何かを心に思い浮かべたり，呼吸をコントロールしたりする必要はありません。いつもの自然な呼吸をし，息を吸ったり吐いたりすることに意識を向けるだけで良いのです。呼吸に集中する方法はいくつかありますが，鼻，胸，腹部，または全身で感じる呼吸に対してマインドフルになるように心がけると良いでしょう。

ストレスや不安に対処する場合，腹式呼吸（胸部だけではなく，腹部を使って呼吸をすること）をお勧めします。なぜなら，腹式呼吸をすることでとても落ち着くからです。しかし，もし他の部位を使って呼吸をするほうが良いと思われるなら，ご自身の感覚にしたがって行ってみてください。一般的に，私たちが自然な呼吸しているときは腹式呼吸をしています。特に横になっているときはそうです。あなたが腹式呼吸をしているかどうかを確認したい場合は，腹部に手をあて，息が入るときの腹部の膨らみと，息が出るときの腹部の萎みを感じてみてください。もしそれを感じることができないときは，呼吸にもっと注意を向け，呼吸に伴う腹部の膨らみと萎みを感じてみましょう。

腹式呼吸の重要な利点に，ストレスやイライラが原因で乱れてしまった呼吸を整えてくれることが挙げられます。私たちは不安になると，呼吸が浅く，そして速くなります。さらには過呼吸になる場合もあります。また本格的なパニック発作を起こすと，息切れ，コントロール感の喪失，胸痛が現れてきます。そのようなときには，腹部に息を入れることで身体のバランスを取り戻すことができます。そのため，不安が高まったときは，まずその感覚を受け止めてください。次に腹部に優しく注意を向け，マインドフルに腹式呼吸を行ってみましょう。

さまよう心

　マインドフルネスの練習を進めていくと，心は必ずさまよいます。心の動きをじっくりと見つめるようになると，かなり頻繁に心が過去の記憶や未来へと奪われてしまう様がはっきりと理解できるようになります。たとえば，シャワーを浴びる際，ほかのことを考えてしまい，シャワーを浴びているという体験だけに集中できないかもしれません。また，ある目的地まで運転をする際，"どのような経路でそこに着いたか思い出せない"という体験があるかもしれません。日頃，何が起きているのか気がつかないまま過ごしてしまうことが，頻繁に起きているかもしれません。あなたは，歯を磨く，洗濯物を畳む，皿を洗うなどの行為の最中，その瞬間の体験に意識が向いていることがどれだけありますか？

　マインドフルネス瞑想をする際，呼吸など，ある特定の対象に意識を集中させます。しかし，瞑想を始めるとすぐに，心はその対象から逸れてしまいます。これは正常なことで，集中することを訓練した経験がない場合は，よくあることです。大切なことは，自分を責めるのではなく，心がさまようことに忍耐強く注目し，受け止めることです。つまり，心をあるがままにします。それから呼吸に優しく意識を戻します。多くの人がこの作業を繰り返し行うことになります。自分を責めるのではなく，"もしマインドフルでなかったら，心がさまよったことさえ気がつかなかっただろう"と考えるようにしてください。実際，心が今この瞬間にいないことに気がついた瞬間，あなたは今この瞬間に戻ってきているのです。今この瞬間は，すぐに戻ってこられるほど近くに存在しているのです。このことについて，キリスト教神秘主義者の聖フランシスコ・サレジオは「もし心がさまよったり，乱されたりしたら，優しく戻しなさい。ひたすら心を戻しているだけで，たとえ戻すたびに心が逃げていくとしても，あなたの時間は無駄にはならないでしょう」（Levey and Levey, 2009, 64）と語っています。

　今この瞬間に心を戻すことは，選択した対象に集中しつづけるのと同じくらい重要であることを覚えておいてください。また，瞬間瞬間に湧き上がる思考や感情を抑制・抑圧しないということも大切です。あなたは，思考や感情を無理に変化させるのではなく，いかにあるがままにするかを学んでいるのです。心がさまよったところを評価せずに受け止め，それから選択した対象に優しく戻すことが重要なのです。

　心がさまよっても元に戻すことで，主に３つの恩恵が得られます。第１に，集中力を訓練することができます。心が逸れるたびに戻すことを繰り返すと，次第に集中力が高まります。第２に，心がどこにさまよったかに気がつくことで，あなたは自己批判，心配，悲しみ，怒り，混乱で心が一杯になっていることを発見するかもしれません。このことは，あなたがもっと注意を払い，取り組むべきことがあることを教えてくれています。第３に，さまよっていることに気がついたとき，それまでに心配したり，他のつらい感情を味わっていたことに気がつかせてくれます。歯を食いしばっていたり，胃がむかついたりするなどの身体感覚にも気がつくかもしれません。今この瞬間に戻れるようになると，思考や感情が身体でどのように表現されるかを理解し，心身のつながりを直接体験できるようになります。

> **よくある質問**
> 瞑想する時間がありません。どうしたら良いでしょうか？
>
> 　多くの人が，この問題に直面してきました。まず，瞑想のために取る時間は，あなた自身への貴重な贈り物になることを理解していただきたいと思います。あなた以外に誰も，この贈り物をプレゼントすることはできません。そして，実際に行ってほしいことは，人との約束を入れるのと同じように，5分間でも結構ですので，あなたのスケジュール帳に瞑想練習の時間を入れておくことです。あなたが毎日行っていることの後に練習時間を入れるのも良いでしょう。もし電子カレンダーをもっているのであるなら，練習を思い出させてくれるようにポップアップアラームを使ってください。
>
> 　このワークブックを読み進めるにつれて，より長い瞑想が紹介されます。フォーマル瞑想を毎日30分間から45分間行うと，健康と幸福にとても良い効果が得られますが，たった2,3分間でも，マインドフルネスを毎日練習すると効果が得られます。本書では，日常生活にマインドフルネスを簡単に溶け込ませることができるように，さまざまな練習を紹介しています。そのため，座る，立つ，歩く，横になる，という行為を通しても練習ができるのです。

姿勢と練習

　瞑想の際，身体の姿勢はどうしたら良いのか，眠気にどう対処したら良いのかなどについてあなたは悩んでいるかもしれません（現代社会はあわただしいため，これはよくある問題です）。ここでは，効果がすでに実証されているアドバイスを紹介します。

- 瞑想の際，床や瞑想用クッション（座蒲）の上，または椅子に座ると良いでしょう。タオルや毛布を折り畳んだものや，ソファのクッションを床の上に置いて座っても良いでしょう。立ったり，仰向けになって練習することもできますが，仰向けになる場合，意識が冴えた状態を保ち，今この瞬間に注意が向くようにすることが重要です。
- 通常は目を閉じて瞑想をしますが，もし軽く目を開けるほうがやりやすいのであれば，そうしても良いでしょう。もし目を開けるほうを選ぶのであるなら，瞑想に集中することを忘れないようにしてください。
- 手は膝の上で結ぶ，または太ももの上に乗せるのが良いでしょう。
- 心地よく，かつ鋭敏さが保てる姿勢を自分なりに探してください。ちょうど楽器の弦が強く張りすぎても弱く張りすぎても傷んでしまうように，瞑想の際に身体を強ばらせて座ると，不快感が大きくなってしまいます。そのため，長時間座ることができなくなってしまうかもしれません。逆に，リラックスしすぎた姿勢で瞑想をすると，眠くなってしまうかもしれません。
- もし眠気に襲われる場合は，立って瞑想をするか，目を開けて瞑想するのも良いでしょう。も

しくは，思い切って寝てしまうのも良いでしょう。なぜなら，そういう場合は寝ることが本当に必要かもしれないからです。ひと眠りした後に，また練習を再開できるでしょう。自分に対して思いやりをもち，自分が必要としていることに耳を深く傾けてみましょう。

❏ フォーマル練習──5分間マインドフル呼吸法

　この時点であなたにはすでにマインドフル瞑想のいくつかの重要な土台ができており，マインドフル呼吸法を始める準備ができていると思います。「習うより慣れよ」という素晴らしい諺がありますが，この練習を始める前にアドバイスがあります。練習をすることで物事をあるがままに受け入れることができるときが来ると思います。そのとき，あなたは深く癒されるでしょう。ストレスや不安から逃げるパターンに陥ることなく，ストレスや不安を受け止めることができるのです。そして，恐れを包み込めるようになると，本当の自分に出会えることを理解できるようになるでしょう。

　この練習は電話などの邪魔が入らない，リラックスできる環境で行ってください。横になるか，または背筋を伸ばして座るか，そのどちらの姿勢で練習しても構いませんが，もし横になると眠ってしまうのであれば，姿勢を正すように心がけてください。下記の教示文を読みながら練習する際，段落が終わるたびにポーズを入れてください。この練習は，いつでも行うことができます。また，この練習にマインドフルチェックインを組み合わせることもできます。

　心が落ち着くための時間を少し取ります。まず最初に，瞑想練習をするために時間を使っている自分自身を褒めましょう。

　身体のなかで，呼吸しているのを最も感じるところに意識を向けていきます。それは鼻かもしれません。首かもしれません。胸かもしれません。腹部かもしれません。または別のところかもしれません。いつものように自然に息を吸いながら空気が入る様子に意識を向け，息を吐きながら空気が出ていく様子に意識を向けていきます。ただ，息が出入りすることに意識を向けつづけます。

　何かを思い浮かべたり，数を数えたり，呼吸を分析したりする必要はありません。息を吸って吐くことに対して，マインドフルになるだけで良いのです。ちょうど寄せては返す波のように，息の出入りを評価せずにただ観察します。どこかに行く必要も，ほかに何かをする必要もありません。呼吸に注目しながら，今ここにいるだけで良いのです。そして，一つひとつの呼吸を丁寧にします。

　息が出たり入ったりする際，その様子に対してマインドフルになります。息が出たり入ったりする瞬間瞬間に，呼吸という波に乗るだけで良いのです。

　時々，注意が呼吸から逸れるかもしれません。逸れたことに気がついたときは，どこに逸れたかを確認した後，注意を優しく呼吸に戻します。

　呼吸を操作しようとはせずに，いつもように自然に呼吸します。息が出たり入ったりする様子に注意を向けるだけにします。

　この瞑想を終えるにあたって，今この瞬間にいるために時間を割いた自分自身を褒めましょう。これは愛の行為であることを自覚できますように。私たちに平安が訪れますように。そしてすべての人に平安が訪れますように。

「5分間マインドフル呼吸法」の記録

　この練習を初めて行った後，少し時間を取って，心や身体のなかに湧き上がってきたことは，どんなことでも書き留めてみましょう。

_____

_____

_____

_____

_____

_____

_____

_____

❏ インフォーマル練習──8つのマインドフルネスの態度をもって生活する

　あなた自身や他の人に対して，8つのマインドフルネスの態度（初心，評価しない，受け止める，力まない，平静さ，あるがまま，自分に対する信頼，自分に対する思いやり）をもって接してください。そして，あなたが何かをする際にも，この態度で活動してください。たとえば，もしあなたが料理をするのであるなら，生まれて初めて料理をするようなつもりでやってみてください。この料理という作業に対して初心を忘れず，タマネギ，ニンジン，葉野菜を切るときの手触りや香りを感じてください。その際，自分自身，食べ物，料理の腕前を評価しないようにしてください。そして，"この食事を作ることで，私は自分自身や他の人の世話ができている"という自分に対する信頼をもつようにしてください。もしこれが難しいようであれば，自分に対する思いやりを練習し，精一杯努力をしている自分に気がつく機会としてみてください。もし思った通りにいかなくても，落ち込まないでください。もし料理を素早く終えようと焦っていることに気がついたら，気がついたその瞬間に今この瞬間に戻っていることを忘れないでください。そして，力まずに目の前の課題を続けてください。このように一過性の流れを観察・理解し，あるがままにすることは，平静さを養う練習になります。マインドフルネスの態度が維持できているときに，心と身体でどう感じるかに注目しましょう。逆に，この態度が維持できていないときは，心と身体でどう感じるかについても注目し

てみましょう。この練習を日常生活のさまざまな場面でもやってみてください。そして，自分自身との関係，他の人との関係，周りの世界との関係で何が起こるかを観察してみましょう。

> **やってみよう！**
> これから，全感覚を使ってマインドフルネスを練習してみましょう。生まれて初めて周りの世界を見るかのような初心を忘れず，部屋を見渡したり，窓の外を見たりしてください。どんな音に対しても耳を傾けてください。どんな香りでも嗅いでください。口のなかに留まっている味があったら，その味を味わってください。もし空腹であれば，マインドフルに何かを食べてください。身体に意識を向け，身体が感じるものを受け止めてください。また，心に意識を向け，心のなかに湧き上がる思考に気がついてください。この練習を終える際，マインドフルネスを練習するために時間を割いた自分を褒めてください。そして，この練習中に現れてきた感覚，思考，感情がどんなものであったかを確認しておきましょう。

練習の計画と振り返り

下記は，これまで紹介したフォーマル練習です。今後 1 週間の予定にこれらの練習を入れてください。そして，毎日またはほぼ毎日練習するようにしてください。また，1 週間に 1 回の割合で，練習の様子を振り返るための時間も予定に入れましょう。

フォーマル練習
☐ 5 分間マインドフル呼吸法
☐ マインドフルチェックイン

マインドフルネスを日常生活で実践するためのインフォーマル練習が 3 つになりました。

インフォーマル練習
☐ 8 つのマインドフルネスの態度をもって生活する
☐ マインドフルネスを生活のなかに織り込む
☐ マインドフルに食べる

フォーマル練習記録表

　フォーマル練習をするたびに，下記の記録表に記入してください。そして，練習の様子を振り返ってみましょう。あなたにとって一番良いパターンに気がつきましたか？　この練習を継続するために，どのような改善ができましたか？

日付／練習	時刻	練習中に湧き上がった思考・感情・感覚／練習後の感想

インフォーマル練習の振り返り

　マインドフルネスをライフスタイルに取り入れ，それを日々の活動に広げていくと，インフォーマル練習の振り返りを逐一記録することはあまり実践的ではなくなります。それでも，少なくとも1つのインフォーマル練習を毎日振り返る時間を取りましょう。毎日振り返ることで，インフォーマル練習を深めることができます。

練習	状況	練習前に気がついたこと	練習後に気がついたこと	練習で学んだこと

第4章

マインドフルネスは
どのようにストレスを低減させるのか？

　ストレスや不安を抱えながら暮らしている人の数は，想像以上です。非常に多くの人が，苦痛，病気，人生の困難な出来事で苦しんだり，日常の些細な出来事で苦しんだりしています。そして，多くの場合，これらが重なり合うことで生じるストレスに曝されながら日々暮らしています。自分の体験しているストレスや不安について他の人に話したり，向き合ったりしない人がほとんどです。俳優であり監督でもあるウディ・アレンは，「あの世に行かなくてもいいのであれば死んでもいい」（Bastian and Staley, 2009, 9）と言っています。これは軽いジョークですが，この発言は現代社会を象徴しています。私たちは心配や恐れを否認したり，向き合うのを避けたりしがちなのです。

　自分はどんな存在で，どこから来て，どこに行くか，この人生のミステリーについて，私たちは誰もが同じ疑問をもっています。そして，人生の意味や死についてあれこれと思いを巡らします。毎日，数え切れないほど多くの恐れを感じ，時には強い恐怖を感じることもあります。また，自分に自信がもてなかったり，人間関係，仕事，世界の情勢，食事，睡眠などあらゆることに不安を感じたりするかもしれません。さらに，家族，友人，知人，同僚との人間関係が壊れる可能性もあります。職場では締め切りがあったり，達成しなければならない目標があったりします。戦争，テロリズム，地球規模の気候変動，人口過剰，飢餓，避けられない自然災害などが起きている現代社会に生きていることを考えれば，世界に対して不安を感じるのは驚くことではありません。もしかしたら，私たちは"不安に対する不安"さえ感じているのかもしれません！

　私たちは，これらの心配の種を無視したり，存在していないかのように振る舞ったりしてきたかもしれませんが，悲しいことに，私たちは周りの世界をコントロールすることができません。それでも，心配，ストレス，不安を引き起こす可能性がある状況のなかで暮らしているのです。そのため，それらから背を向けても解決にはなりません。車がスリップしたら，その方向にハンドルを向けましょう。この点に関して，マインドフルネス瞑想はとても役立ちます。なぜなら，マインドフルネス瞑想は，心配の種に向き合い，取り組む方法を教えてくれるからです。多くのマインドフルネス実践家が実感しているように，ストレスがあっても，苦悩や恐れにとらわれることなく暮らせるのです。つねにストレッサーをコントロールしたり，なくしたりすることはできませんが，ストレッサーと異なった方法で関わることはできます。大切なことは，"あなたとあなたが抱えている困難との関係"に影響を与えている可能性があるものを，マインドフルに探り，効果的なものとそうでないものをマインドフルに検証し，困難に対処することなのです。

❏ 探ってみよう──何が効果的で，何が効果的ではないのか？

　今あなたが抱えているストレスや不安は，過去に体験した困難や不快な出来事から影響を受けている可能性があります。多くの人が，子ども時代に心身ともに傷を負っています。また，トラウマになるような出来事を目撃したり，仕事で恥をかいたり，友人から拒絶されたりなどの体験をした人も多いでしょう。

　少し時間を取って，今でも気にかかっている過去の体験を振り返ってください。心の準備ができたら，簡潔に書いても詳細に書いても結構ですので，振り返った内容を自分の思うように書いてみましょう。

_____

_____

_____

_____

_____

　これまで生きてきたなかで，あなたはストレス，苦痛，病気への対処法をすでに見つけていると思います。たとえば，友人と会話をする，運動をする，瞑想をする，健康に良い食事をする，面白い映画を観ることかもしれません。ストレスへの対処法で，これまでに役立ったことはどんなものですか？　少し時間を取って，思考，感情，身体感覚に注目しながら，この質問に答えるために自分のなかを探ってみましょう。心のなかに何が湧き上がってきても，それを評価しないで，そのままにしてください。心の準備ができたら，簡潔に書いても詳細に書いても結構ですので，振り返った内容を自分の思うように書いてみましょう。

_____

_____

_____

あなたには，問題に対して不健康な方法で対処した経験があるかもしれません。たとえば，食べすぎたり，仕事をしすぎたり，テレビを観すぎたり，インターネットやメールに大量の時間を使ったり，お酒・セックス・薬に溺れたりしてきたかもしれません。これらの方法は，最初は効果的だと感じられたかもしれませんが，長い目でみると役に立ちません。ストレスや不安に対処するために，これまで試してきた方法のなかで，最終的に役立たなかったものは何ですか？　少し時間を取って，思考，感情，感覚に注目しながら，この質問に答えるために自分のなかを探ってみましょう。心のなかに何が湧き上がってきても，それを評価しないで，そのままにしてください。心の準備ができたら，簡潔に書いても詳細に書いても結構ですので，振り返った内容を自分の思うように書いてみましょう。

___

___

___

___

___

　人生の大きな問題に直面しても，希望をもてば苦悩が和らぎ，立ち直るための力が得られます。希望は，私たちの内にある強さです。あなたはどんな希望をもっていますか？　何が変わってほしいと望んでいますか？　どんな人生を過ごしたいですか？

___

_____

_____

_____

_____

_____

_____

　ストレスや不安への対処法として役に立つものと立たないものを理解し，さらに自分がどんな希望をもっているのかを理解することで，幸福への道に向かって力強い一歩を踏み出すことができます。今回あなたは，自分を本当の意味で支えているものを思い出したり，理解したりする機会を初めてもったかもしれません。このような機会をもつことで，これらを意図的・効果的に活用できるようになると思います。逆に，あなたは役に立たないことについても理解しはじめていると思います。このことを理解することで，さらなる苦悩や苦痛をもたらす非効果的な対処法を控える気になるかもしれません。自分がどんな希望をもっているかを理解することで，ビジョンをもつことができます。そして，あなたの可能性を開花させ，理想の自分に近づけるようになります。

　次へと読み進める前に，少し時間を取って呼吸とつながってください。そして，先ほど書き留めた内容をマインドフルに振り返ってください。その際，この探索で得られたことすべてに対して，思いやりをもって受け止め，整理してみましょう。

心のなかの落とし穴

　マインドフルネスがストレス対処に大いに役立つのは，ストレス反応に影響を与える"心のなかの落とし穴"を認識できるようになるからです。この心のなかの落とし穴とは，よくある心の癖のことで，ストレスや苦痛を悪化させるものです。この落とし穴に気がつくようになれば，そこに陥りにくくなります。初めは，この落とし穴に落ちてみないと気がつかないかもしれません。しかし，時間をかけて練習を積めば，落とし穴に落ちてしまう前に踏みとどまれるようになります。そして最終的には，落とし穴が近づいてきただけでも，それを見抜くことができるでしょう。毎回成功するとは限りませんが，ストレス，幸福，人生の過ごし方において，大きな違いを感じるようになるでしょう。

否定的な独り言

　自明のことですが，独り言とは自分自身に話しかけることです。この独り言は，次で紹介する思考パターンと関連があり，出来事を自動的に解釈してしまう傾向があります。不幸なことに，この"心のつぶやき"は，否定的になりがちです。"自分に対する最大の批判者は自分自身である"ことはよく知られています。人は自分に対して，信じられないぐらい批判的になりがちです。後悔するようなことをしてしまった後は，「私は大ばか者だ」「私は役立たずだ」，さらには「自分のことが嫌いだ」というように考えてしまうかもしれません。たったひとつ悔やまれる行動を振り返っただけで，「何もうまくいかないし，誰も私を助けてくれない。状況は好転しないだろう」と大げさな憶測にまで発展してしまうかもしれません。ここで少し考えてみましょう。もし友人があなたにこんな否定的なことを言ったとしたら，どのように感じますか？　あなたは，絶望，悲しみ，怒りを感じ，もうこの人とは付き合わないようにしようと思うかもしれません。

　ストレス，不安，パニックの状態のときは，現実が歪んで見える眼鏡をかけて，さらにその状態を悪化させてしまうことがあります。不安な気持ちを煽るテープが頭のなかで繰り返し再生されることで，恐れが強まり，最終的にはパニックを引き起こしかねません。そして，「私には器量がない」「誰も私のことを理解してくれない」「結婚相手は絶対見つからないだろう」という考えをもつようになるかもしれません。**マインドレス**にこれらの思考をもち，それに巻き込まれてしまうと，ストレス，不安，抑うつ気分が高まります。さらに，「私は役立たずで，だめな人間だ」「私は変わっていて，みんなから浮いているから，私のことを誰も理解してくれないだろう」「私は世界で一番魅力のない人間だ。誰も私に魅力を感じないだろう。誰も私に関心さえもたないだろう」というような自己批判が湧き上がります。マインドフルネスの素晴らしいところは，自分を苦しめるこの種の思考を，事実としてではなく心のなかの出来事としてとらえられるように手助けしてくれる点です。

　思考が心のなかに湧き上がるとき，それは心のなかの出来事としてとらえることができます。思考が心のなかに湧き上がったときに，それを認識し，それが自然に消えてなくなることも理解できるようになります。川岸に座って葉が流れていく様子を眺めたり，空を見上げて雲が流れる様子を眺めたりするような感覚で，マインドフルネスを練習しましょう。すると，執着心が薄れ，"心のなかに湧き上がったものは消えていく"ということが理解できるようになります。

思考パターン

　否定的な独り言に加え，私たちは，行き詰まり感や憂鬱な気持ちを維持させる思考パターンに簡単に陥ってしまいがちです。これは，メンタルヘルスにとって明らかに有害です。思考パターンは無意識のうちに起こる場合が多いため，これらをよく理解しておくと，心のなかの落とし穴に落ちそうになったときにマインドフルになれます。以下のさまざまな否定的な思考パターンの説明を読み，自分にあてはまると思われるところにチェックを入れてください。このエクササイズの目的は，チェックをすることで自分自身を責めるのではなく，あなたを追い詰める可能性のある思考パターンに気がつくことです。それによって，状況に対して異なった視点で見つめたり，思考は事実ではなく心のなかの単なる出来事であると考える機会と能力がもてるようになります。

- **破局的思考**は，不安をあおる思考パターンです。困難な状況下では，この思考のおかげで，自動的に最悪の結果をイメージさせられてしまいます。たとえば，激しい雨が降っていると聞いて，「たしかに雨は止みそうもない。洪水になって，作物はみんなだめになるだろう」と答えるようなものです。
- **否定的なことの過大評価**と**肯定的なことの過小評価**は，互いに連動しており，否定的なことが実際以上に感じられるのに対して，肯定的なことは軽視されたり認識されなかったりします。その結果，不安や抑うつ気分が大きくなってしまいます。たとえば，「仕事はうまくこなせるようになりました。しかし，今でもミスを犯しています」というように，何か肯定的なことを言った後に，「しかし」という言葉を使って否定的な話をするようなものです。このような思考は，肯定的なことを軽視し，否定的なことを強調してしまいます。今後，肯定的な側面と否定的な側面の両方を同等に扱うために，「しかし」を「そして」に置き換える実験をしてみてください。
- **読心術**は，現実的な根拠もないのに，人の行動の背後にある動機について勝手に確信してしまうことです。たとえば，「誰かがあなたのことを嫌いで，意地悪をしようとしている」と間違って思い込むようなことです。そのような解釈をすると，不安や抑うつを高めてしまいます。
- **完璧主義**は，つねに身構えている必要があるため，ストレスを高める要因になります。間違うことが許されないと思うと，自分の意見や行動をつねに正当化する必要があるからです。
- **「べき」思考**は，よくある思考パターンで，ストレスだけでなく罪悪感や怒りも引き起こします。この「べき」思考は，自分自身や他の人に対して，破ってはいけないルールが含まれています。もし自分に課したルールを破ってしまった場合，自身の期待に添えなかったことを意味し，罪悪感が生じます。もし他の人がルールを破ってしまった場合，腹を立てたり激しく怒ったりします。
- **非難**は，自分が感じる苦痛を人の責任にしたり，他の人の問題を自分の責任にしたりすることです。非難する思考をもつと，自分の苦悩や苦痛の原因は，つねに自分以外の人や物にすりかわってしまいます。しかし，一般的に言って，私たちは他の人や環境を容易に変えることはできません。私たちが変えることができるのは，私たち自身だけです。もし解決する方法が自分以外にあると考えるならば，改善させるための効果的な力を自分自身から奪い取ってしまうことになります。

これらの思考パターンをそのままにしておくと，ストレス，不安，抑うつ気分の原因になります。自分を批判せずに自分の思考パターンに気がつくと，それらから一歩下がることができます。そして，心の動きに対する洞察が得られます。つまり，気づきをもつことで，心に支配される代わりに，心と上手に関われるようになるのです。

否定的な解釈

　出来事をどのように解釈するかによって，ストレスのレベルが大きく変わってきます。次のような質問を読んで，それに対するあなたの最初の反応に注目してください。付き合っている相手が電話をかけてくれない場合，これは愛が冷めたことを意味しますか？　それとも相手が忙しいことを意味しますか？　スピード違反切符を切られたら，世間が私に意地悪をしていることを意味しますか？　それともスピードを落として運転する必要があることを意味しますか？　感情を表に出すことは，自分の弱さを現していることですか？　それとも勇気を現していることですか？　最初の反応が否定的な解釈になることはよくあります。しかも，この否定的な解釈は，あまりに速く，そして自動的に起きるために，自分でも気がつかないことが多いものです。そのため，知らず知らずのうちに否定的な感情と強い身体感覚の悪循環に陥ってしまいます。この点に関して，マインドフルネスは，否定的な解釈に気がつくための手段となり，さらに他の選択肢や解釈があることに気がつくための鍵となります。そして実際，最悪だと思っていたことが，最高の贈り物になることもあるのです。

　このことをはっきりと教えてくれる老賢者の昔話を紹介します。村人たちは，この賢者を尊敬し，事あるごとに助言を求めました。ある夏の日，一人の農夫がパニック状態で彼のところにやってきて，「賢者様，私はどうしたらいいのかわかりません。私の雄牛が死んでしまい，畑を耕すことができません。人生でこんな最悪なことはありません」と言いました。

　その老賢者は農夫の目を見て，「そうかもしれないし，そうでないかもしれない」と返答しました。老賢者に対して不信感を抱きながら帰宅した農夫は，「老人は賢者ではないし，気が狂った」と家族に言い放ちました。なぜなら，農夫にとって雄牛が死んだことは本当に最悪のことだったからです。

　次の朝，その農夫が雄牛なしでどう生活していくかを考えようと散歩に出かけた際，離れたところで，若い勇壮な馬が草を食べているのが目に止まりました。その農夫は，もしこの馬を捕まえることができたら問題は解決すると思い，馬を捕まえて家に連れて帰りました。農夫は，これで畑仕事は以前よりもずっと楽になったため，自分にもツキが回ってきたと思いました。そして，老賢者の言ったことを思い出してすぐに会いに行き，「私をお許しください。あなたは正しかった。もし雄牛が死ななかったら散歩には出なかったので，決して馬を捕まえることはなかったでしょう。馬を捕まえることができたことは，私の人生で最高のことだと認めてください」と言いました。

　老賢者は彼の目を見て，「そうかもしれないし，そうでないかもしれないな」と返答しました。

　農夫は，「私をからかっているのか？　あいつはバカだ。もう二度とここには戻ってこない」と思いながら，その場を去りました。2, 3日後，農夫の息子がその馬に乗った際，馬から振り落とされてしまいました。息子は足の骨を折り，畑仕事を手伝うことができなくなりました。「これは人生で最悪なことだ。どうやって生きていったらいいのだろう？」と農夫は思いました。そのとき老賢者の思慮深い言葉が思い出され，彼のもとに行って起こったことを話し，「あなたは未来が見えているに違いない。どうしてこんなことになると予見できていたのですか？　どうやって仕事をこなしていけばいいのか，もうわかりません。今度こそ，これが人生で最悪ことだと認めてください」と言いました。

　再び，老賢者は愛情をもって農夫の目を見つめ，「そうかもしれないし，そうでないかもしれない」

と静かに返答しました。農夫はこの返答に激怒し，村へ帰りました。

ちょうど次の日のことです。軍隊が村にやってきて，終わりのみえない戦争のために，すべての健康な若者が徴兵されました。農夫の息子は足を骨折していたため，その村に残された唯一の若者になり，絶体絶命の危機から救われたのでした。

> **やってみよう！**
>
> 否定的な独り言が，今この瞬間に心のなかにあるかをチェックしてみましょう。「こんなことをやっても役に立たない」とか「いいかげんにしろ。どうせ何も変わらないだろう」などのような心のつぶやきが聞こえてくるかもしれません。もしそうであれば，この状況を別の視点で見ることができるかどうかを自身に尋ねてみてください。先ほどの話のなかにあった老賢者のように，「そうかもしれないし，そうでないかもしれない」と自分に言ってみたら，どうなりますか？　今後1週間，自動的な解釈や否定的な解釈などの心のなかの落とし穴に注目しながら，日常生活のなかでこの練習をしてみましょう。

❏ フォーマル練習——15分間マインドフル呼吸法

第3章で紹介したマインドフル呼吸法を15分間バージョンで練習することで，より深い気づき，思いやり，平安を伴って，今この瞬間に戻れるようになるでしょう。この練習は，心のなかのさまざまな落とし穴に対する有効な防御手段になります。そのため，本書では瞑想への導入として度々使われています。呼吸は，どんなときでも，今この瞬間に戻ってくるためのアンカーとして使えることを忘れないでください。ただ呼吸に注意を集中させてください。呼吸をコントロールする必要はありません。いつものように自然に呼吸をするだけで良いのです。鼻や腹部，または最も呼吸を強く感じるところで呼吸を感じてください。そして，空気を吸うことで呼吸が現れ，空気を吐くことで呼吸が消えていく様子に対してマインドフルになりましょう。

電話などの邪魔が入らないような，リラックスできる環境でこの練習を行ってください。横になった姿勢，または背筋を伸ばして座る姿勢で練習しても良いのですが，横になって眠ってしまうのであるなら，姿勢を正すように心がけてください。この練習に全神経を集中させてください。段落ごとに5分間呼吸法よりも長めにポーズを入れながら，下記の教示文を読んで練習をしてみましょう。

> 心が落ち着くための時間を少し取ります。まず最初に，瞑想練習をするために時間を使っている自分自身を褒めましょう。
>
> 身体のなかで，呼吸しているのを最も感じるところに意識を向けていきます。それは鼻かもしれません。首かもしれません。胸かもしれません。腹部かもしれません。または別のところかもしれません。いつものように自然に息を吸いながら空気が入る様子に意識を向け，息を吐きながら空気が出ていく様子に意識を向けていきます。ただ，息が出入りするのに意識を向けつづけます。

何かを思い浮かべたり，数を数えたり，呼吸を分析したりする必要はありません。息を吸って吐くことに対して，マインドフルになるだけで良いのです。ちょうど寄せては返す波のように，息の出入りを評価せずにただ観察します。どこかに行く必要も，ほかに何かをする必要もありません。呼吸に注目しながら，今ここにいるだけでいいのです。そして，一つひとつの呼吸を丁寧にします。

息が出たり入ったりする際，息が出入りする様子にマインドフルになります。息が出たり入ったりする瞬間瞬間に，呼吸という波に乗るだけで良いのです。

時々，注意が呼吸から逸れるかもしません。逸れたことに気がついたら，どこに逸れたかを確認した後，注意を優しく呼吸に戻します。

呼吸を操作しようとはせずに，いつもように自然に呼吸します。息が出たり入ったりする様子に注意を向けるだけにします。

この瞑想を終えるにあたって，今この瞬間にいるために時間を割いた自分自身を褒めましょう。これが愛の行為であることを自覚できますように。私たちに平安が訪れますように。そしてすべての人に平安が訪れますように。

「15分間マインドフル呼吸法」の記録

この練習を初めて行ったら，少し時間を取って，心や身体のなかに湧き上がってきたことは，どんなことでも書き留めてみましょう。5分間の練習と比べて，どの点が異なりましたか？

_____

_____

_____

_____

_____

_____

_____

❏ フォーマル練習──歩行瞑想

　歩行瞑想は，ストレスや不安で頭が一杯の状態から抜けだすための素晴らしい方法です。一般に歩行とは，ある地点から別の地点に移動することです。そして歩行中は，つねに身体が動いているのを感じていると思います。歩行瞑想は，単に移動するのではなく，意図的に異なった目的をもって歩行します。この練習では，一歩一歩の歩みを通して，今この瞬間に立ち返ることが肝心なのです。

　もしあなたが歩行することに特に問題がないのであれば，日々の生活でほとんど注意を払わずに歩行していると思います。多くの人は生まれて約1年経過してから，小さな足でバランスを取りだすものです。そして，歩きはじめるようになったら，どんどん上手になり，今では歩けることを当たり前だと感じているかもしれません。しかし，足のサイズに対する身体のサイズを考えると，このようにバランスを取りながら歩ける人間は，奇跡の生き物なのです。

　歩行瞑想では，片足を持ち上げ，それを前に出し，地面に着地させる際の一つひとつの動きに注目します。これは単純な作業ですが，練習を始めたばかりの頃は「足を持ち上げる，前に出す，着地させる。足を持ち上げる，前に出す，着地させる」というふうに心のなかでつぶやきながら，片方の足の動作が終了してから，もう片方の足の動作を開始するとうまくいくと思います。身体に対する気づきを深めるために，ゆっくりとしたスピードで歩行してください。1日のなかで，多くの変化があると思います。あるときは歩くスピードが速く感じられたり，またあるときは遅く感じられたりするかもしれません。状況やあなたの好みを問わず，足を上げて前に出し，着地させる感覚に焦点を当てながら，歩行という動作に全神経を集中させてください。これはフォーマル練習のひとつ（下記）ですが，日頃インフォーマル練習としてマインドフルに歩行することもできます。また，本書で紹介している他の練習と同様，1日1回あたり数分間の練習でも結構です。

　これから約10分間の練習を行います。まず，数メートルの距離を行ったり来たり自由にできる静かな場所を見つけてください。下記の教示文を読んだ後に，全神経を集中させて練習してください。まずゆっくり歩きはじめて，足の裏の各部位（かかとから足の指まで）が地面に着地する際の感覚に注意を向けてください。歩行の際に身体がどのように動くか，腕が前後にどのように揺れるか注目してください。歩行から心が逸れたことに気がついた時点で，そのことを受け止め，優しく意識を歩行に戻しましょう。

　少し時間を取って，立っている自分の身体を感じていきます。身体が地面または床とつながっているのを感じていきます。

　次に，目，鼻，口，耳，他の感覚を使って，周りに意識を向けていきます。そして，心のなかに湧き上がる思考や感情に気がつき，それを受け止めます。これらの感覚や心の動きをすべてあるがままにします。

　これから歩行という動作に対して，意識をマインドフルに集中させていきます。体重を左足に移し，右足を上げます。そして，右足を前に出し，地面に着けます。

　次に，右足に体重を移動し，左足を上げます。そして，左足を前に出し，地面に着けることをマインドフルに行います。

ゆっくり歩きはじめて，足の裏の各部位（かかとから足の指まで）が地面に着地する際の感覚に意識を向けます。歩行の際に身体がどのように動くか，腕が前後にどのように揺れるかに注目します。または両手を組んで歩く場合は，その手が後ろに組まれるか，前に組まれるかについても意識を向けます。

一歩ずつ意識して歩きます。

予定していたところまで，一歩ずつ歩きつづけます。折り返し点では，マインドフルネスの流れを遮ることなく，身体を回転させて，出発した地点に戻るという複雑なプロセスに意識を向けます。

一歩ずつ意識して歩きます。

歩きつづけます。折り返し点では，一度にひとつの動作をします。

マインドフルに歩きます。

「歩行瞑想」の記録

歩行瞑想を初めて行ったら，少し時間を取って，心や身体のなかに湧き上がってきたことは，どんなことでも書き留めてみましょう。

_____

_____

_____

_____

_____

_____

_____

_____

❑ インフォーマル練習――STOP

　日常生活のストレスや不安を減らすために，インフォーマルな形でマインドフルネスを用いる方法は，STOPという頭文字に集約することができます。これはシンプルですが，心身のバランスを取り戻すための効果的な方法です。

　　S：止める（stop）
　　T：ひと呼吸置く（take a breath）
　　O：観察する（observe）
　　P：続行する（proceed）

　自分のなかで何が起きているのか気がつかないことが，1日のなかで何度もあるかもしれません。そのため，一旦活動を止め，ひと呼吸置いて，思考，感情，感覚のなかで何が起こっているのかを観察する時間を取ってください。そうすることで，自分の体験と再びつながることができます。その後，再びその活動を始める際には，より効果的に対応できるようになります。この練習で，いろいろなことが明らかになると思います。もしかしたら，肩が凝っていたり，歯を食いしばっていたり，全身が緊張しているのかもしれません。空腹であったり，疲れていたり，休息を必要としているのかもしれません。または，今この瞬間に戻ってくるためだけの機会になるのかもしれません。この練習は，緊張や動揺を感じたときや好きな時間に，いつでも行うことができます。特定の活動の前後に，また1日のさまざまな時間帯にあらかじめスケジュールに入れて，上記のSTOPをすることもできます。1時間ごとに合図してくれるスケジュールソフトを利用している人もいます。STOPで，今この瞬間に立ち返るための方法をいろいろと工夫してみましょう。そうすれば，どんなに困難な状態であっても，自分の健康管理に積極的になり，どんな瞬間でもバランスと平安をもって体験できるようになります。

よくある質問

瞑想中に，怒り，不安，悲しみ，混乱，心配などを感じることがあります。どうすれば，このような感情を受け入れたり，解き放ったりすることができますか？

　まず最初に，感情を受け入れる必要はないということを覚えておいてください。"受け入れる"とは，満足または平安な状態を意味します。まずは，直に体験している感情を"受け止める"ところから始めてください。マインドフルネスは，どんな感情もやみくもに受け入れようとするのではなく，受け止めることを重視します。まず，"苦痛に抵抗すると苦痛が増す"ことと，"苦痛と闘うのではなく，共に過ごすようになることで，苦痛との関係が変わり，最終的には苦痛自体が消えることが多い"ことを観察するところから始めましょう。「苦痛と共に過ごす」とは，心身のなかで感じたことはすべて受け止めるという意味です。これは，感覚や感情を流れるまま，あるがままにするということです。

　次に感情の解放について説明します。この点に関しても，できるだけ感情をあるがままにすることをお勧めします。"あるがままにする"ことは，"解放する"こととは異なります。もし感情を完全に解放できる方法がわかったら，人生はもっと楽になるかもしれません。しかし，それが難しい場合がほとんどです。あるがままにすることで，苦痛を受け止め，その苦痛が流れる方向に共鳴するためのスペースを提供します。湧き上がってくるものと闘うのではなく，共に過ごせるようになると，苦悩と抵抗は弱くなるでしょう。瞑想中，心身のなかに現れる恐れやさまざまな感情を変化させたり，打ち消そうとしたりせず，あるがままにするようにしてください。心身のなかに現れるこれらの感情を知ることで，価値のある情報を得ることができます。練習をしていないときでも，恐れ，不安，イライラを知る手がかりとして身体感覚を使うこともできます。感情とそれに不随する身体感覚と共に瞑想をすることを繰り返していくと，それらが消え去ることが理解できるようになるでしょう。

練習の計画と振り返り

　下記は，これまで紹介したフォーマル練習です。今後1週間の予定にこれらの練習を入れてください。そして，1週間で最低5日は練習をするようにしてください。また，1週間に1回の割合で，練習の様子を振り返るための時間も予定に入れましょう。

フォーマル練習
☐ 15分間マインドフル呼吸法
☐ 歩行瞑想

マインドフルネスを日常生活で実践するためのインフォーマル練習が4つになりました。

インフォーマル練習
□ STOP
□ 8つのマインドフルネスの態度をもって生活する
□ マインドフルネスを生活のなかに織り込む
□ マインドフルに食べる

フォーマル練習記録表

フォーマル練習をするたびに，下記の記録表に記入してください。そして，練習の様子を振り返ってみましょう。あなたにとって一番良いパターンに気がつきましたか？　この練習を継続するために，どんな改善ができましたか？

日付／練習	時刻	練習中に湧き上がった思考・感情・感覚／練習後の感想

インフォーマル練習の振り返り

　少なくともひとつのインフォーマル練習を毎日振り返る時間を取りましょう。毎日振り返ることで，インフォーマル練習を深めることができます。

練習	状況	練習前に気がついたこと	練習後に気がついたこと	練習で学んだこと

第5章

身体のマインドフルネス

　私たちが生きるためには，今ある身体が必要です。そして，生涯を通じて別の身体をもつことはないのも明らかです。手術で特定の部位を切り取ったり置き換えたりすることはできても，全身の移植をすることはできません。今ある身体は，人生という旅のためには必要なものです。そのため，健康，幸福，長寿のために身体をケアする必要があります。身体にマインドフルネスを持ち込むと，健康を維持するために必要なことと不要なことを理解できるようになります。同時に，周りの世界や人生についても多くのことが明らかになります。身体のマインドフルネスを通して，ストレスや不安が身体にどのような影響を与えているかを理解でき，たとえ身体の痛みや病気があったとしても，より良い生き方ができるようになります。これから，ボディスキャンという伝統的な練習を用いて，あなたが身体のマインドフルネスへのドアを開けられるように援助します。また，身体の痛みへの対処の仕方，および感情と身体感覚の関連を探ります。さらに，感情状態を理解するための鍵として，身体感覚の使い方も探っていきます。

身体に気がつくことの恩恵

　ボディスキャンは，瞬間瞬間の身体の体験を深く吟味する瞑想です。ボディスキャンでは，身体のなかでどのようなことを感じても，それに意識を向け，受け止めようとします。このことが，ストレス，不安，身体の痛みの対処に大変役立ちます。瞑想は体外離脱体験を作り出すと聞いたことがあるかもしれませんが，ボディスキャンの目的は「体内体験」をもつことです。多くの人が，身体に対する気づきを養うことで恩恵を受けています。将来や過去のことを考えたり，さまざまな空想を巡らせたり，ぼんやりしたり，思考にとらわれたりするなどして，身体の外にあなたの意識が向いている時間が長いかもしれません。『痛ましい事故』という題のショートストーリーなかで，ジェイムズ・ジョイスは，"身体から少し離れたところで生きている" ダフィ氏について描いています (Joyce, 2006, 86)。あなたは，このダフィ氏と自分を重ね合わせてしまうかもしれません。

　ボディスキャンでは，左足から始まり頭の先まで，身体に対して系統的に意識を向けていきます。その際，かゆみ，痛み，うずき，軽さ，重さ，温かさ，冷たさに加え，中間的な感覚など広い範囲の身体感覚に気がつくかもしれません。そして，いくつかの身体感覚は，思考や感情と関連しているかもしれません。ボディスキャンで得られるこれらの身体感覚は，"快，不快，その中間" の3つに要約することができます。身体はつねに変化している活動的な有機体ですから，全く同じボディ

スキャンを体験することはありません。しかし，練習をするにつれて，マーサ・グラハムが言った「言葉が教えてくれないことを身体は教えてくれる」(Hanna, 2006, 33) の意味がわかるようになります。身体は独自の知恵をもっています。そのため，もしあなたが身体に耳を傾ければ，身体のどこに緊張，思考，感情があるかがわかるようになります。身体感覚，思考，感情に対するこの探求は，"気づきのトライアングル"と呼ばれることがあります。なぜなら，この探求によって，人間の体験の全体性に向かうからです。

　ボディスキャンを練習するとき，フェルトセンス▼1 を探ることで，まず身体感覚に気がつくようになります。これは身体について考えることではありません。身体を分析したり，操作しようとしたりする必要もありません。どんな身体感覚であれ，それを感じ，受け止めるだけで良いのです。この深い探求を通して，身体はあらゆる感情を明らかにしはじめるかもしれません。このようなボディスキャンによって，人生の多くの側面につながることができるのです。

❏ フォーマル練習——ボディスキャン

　ボディスキャンは，身体と心につながるための素晴らしい方法です。この練習を邪魔が入らない，リラックスできる環境で行ってください。横になって練習をするのをお勧めしますが，眠ってしまったり，座る（または立つ）ほうがしやすかったりする場合は，座る姿勢か立つ姿勢で練習してください。下記の教示文を読みながら練習する際，各段落が終わるたびにポーズを入れて，全体で15分間から45分間かけてください。

　心が落ち着くための時間を少し取ります。まず最初に，瞑想練習をするためにこの時間を割いている自分自身を褒めましょう。

　これからマインドフルチェックインをします。身体と心に意識を向け，思考，感情，身体感覚を流れるままにします。

　もしかしたら，これが今日初めての休息かもしれません。"することモード"から"あることモード"に切り替わるにつれて，今まで気持ちがどのように変遷してきたかに気がつくかもしれません。

　何かを評価したり，分析したり，あれこれと考えたりする必要はありません。今この瞬間，自分をあるがままにします。

　心の準備ができたら，意識を呼吸に優しく向けていきます。

　今，意識を呼吸に向けています。

　いつものように自然に呼吸をしながら，鼻または腹部に意識を向けます。息を吸っていることを自覚しながら，息を吸います。そして，息を吐いていることを自覚しながら，息を吐きます。

　呼吸から意識が逸れてしまうときがあるかもしれません。それに気がついたときは，どこに心が逸れたかを確認した後，意識を呼吸に戻します。意識を向けながら，息を吸ったり吐いたりします。

　これから，マインドフルな呼吸からボディスキャンに優しく移していきます。全身をスキャンする際，こわばったり，緊張したりしている部位に出くわすかもしれません。もしそれらを緩められるのであれば，そうしましょう。もし緩めることができなければ，その感覚を流れるままにします。このことは身体感覚だけではなく，どんな感情にも適応できます。そして，全身をスキャンする際，身体感覚と，

その身体感覚から湧き上がる思考や感情に対して，マインドフルになります。

左足の裏で，床と接触している部分に意識を向けていきます。それは，かかとの後ろの部分，または足の裏全体かもしれません。感覚に意識を集中させていきます。左足のかかと，母指球，足の裏を感じていきます。

左足のつま先，足の甲，アキレス腱，足首を順に感じていきます。

次に左脚のふくらはぎ，すね，膝を順に感じていきます。そして，その感覚と共にいます。

意識を左太股に移していきます。次に左太股からお尻の左側へとゆっくり意識を移していきます。

意識を左下半身から右足に移していきます。その際，右足が床と接触している部分に意識を向けます。それは，かかとの後ろの部分，または足の裏全体かもしれません。感覚に意識を集中します。右足のかかと，母指球，足の裏を感じていきます。

右足のつま先，足の甲，アキレス腱，足首を順に感じていきます。

次に右脚のふくらはぎ，すね，膝を順に感じていきます。そして，その感覚と共にいます。

意識を右太股に移していきます。次に右太股からお尻の右側へとゆっくり意識を移していきます。

意識をお尻の右側から骨盤の周辺に移していきます。排泄を意識しながら肛門を感じていきます。生殖を意識しながら生殖器官を感じていきます。どんな感覚，思考，感情に対してもマインドフルになります。

意識を腹部に向けていきます。消化・吸収する部位である内臓を感じ，あるがままにします。

意識を腹部から離し，尾骨，腰，背中を順に感じていきます。そして，その感覚と共にいます。緊張している部位があったら，緩めてみましょう。もし緩めることができなければ，その部位をそのままにします。

意識を胸部に移していきます。心臓，肺を感じていきます。そして，その感覚と共にいます。胸郭，胸骨，乳房を順に感じていきます。

意識を胸部から左手の指先に優しく移していきます。左の指，手のひら，手の甲，手首を順に感じていきます。

左の前腕，肘，上腕へと順に感じていきます。

次に，右手の指先に意識を移していきます。右の指，手のひらを感じ，手の甲，手首を順に感じていきます。

右の前腕，肘，上腕へと順に感じていきます。

意識を両肩と両脇の下に移していきます。次に，のどや首に意識を向けていきます。どんな感覚，思考，感情があってもそれと共にいます。

意識をあごに向けていきます。次に，歯，舌，口，唇に優しく意識を向けていきます。これらの部位と共鳴するどんな感覚も流れるままにします。

意識を頬，鼻の穴から頭の奥深くへと伸びる通路，目，目の周りの筋肉に向けていきます。額，こめかみに意識を向け，その感覚と共にいます。

意識を頭頂，そして後頭部に移していきます。耳，そして脳も感じていきます。その感覚と共にいます。

意識の範囲を，頭から足の指先や手の指先までの身体全体に広げていきます。頭，首，両肩，両手，胸，背中，腹部，お尻，骨盤の周辺，両足がすべてつながっているのを感じていきます。

さまざまな身体感覚，思考，感情と共に身体全体を感じていきます。そして，その感覚と共にいます。

息を吸うに従って身体全体が膨らみ，息を吐くに従って身体全体が萎むのを感じていきます。身体全体を感じていきます。その感覚と共にいます。

ボディスキャンを終えるにあたって，今この瞬間にいるために，この時間を割いた自分自身を褒めましょう。これが愛の行為であることを自覚できますように。そしてすべての人に平安が訪れますように。

「ボディスキャン」の記録

　身体とつながることで，ストレスや緊張を感じている部位，およびさまざまな感情が湧き上がる部位が見つかるのに驚かされることがあります。身体に意識を向けると，無数の感情，思考，体験が湧き上がるかもしれません。また，何も感じないときもありますが，感じないこと自体を探索することができるのを知っておくのも重要です。何も感じない，または快でも不快でもない中間の状態とは，どのような感触でしょうか？　身体に意識を向ける際，ひとつ残らずすべての体験を確認し，受け止めてみましょう。多くの人は，予想もしなかったうずきや痛みをよく体験します。ボディスキャンを練習することで，これらのうずきや痛みが，胸，首，あご，両肩，背中，胃などに溜め込んでいた緊張や感情を表していることを発見するかもしれません。ボディスキャンは，緊張や感情を抱えていた部位に気がつくのに役立ちましたか？　少し時間を取って，ストレス，不安，高揚感，悲しみ，喜び，怒りなどの感情が，身体のなかにあったかどうかを振り返ってみてください。この練習を初めて行ったら，少し時間を取って，心や身体のなかに湧き上がってきたことは，どんなことでも書き留めてみましょう。

_____

_____

_____

_____

_____

_____

_____

> **よくある質問**
> ボディスキャンを行っても何も感じなかった場合，正しく練習をしていないということでしょうか？
>
> 　快でもなく不快でもない中間の感覚が，ボディスキャンの一部であることを知っておくのは大切です。大きく分けて，"快，不快，その中間"の3種類の感覚を私たちは感じます。もし中間の感覚を感じたら，その感覚にマインドフルになるだけで良いのです。ボディスキャン練習を深めるにつれて，より微妙な感覚に気がつくようになるでしょう。それは，ちょうど海に行くと，最初は波の壊れる大きな音しか聞こえなかったのが，しばらくすると，波の音全体を形成しているより小さな音まで区別できることに似ています。同じようなことがボディスキャンでも言えます。練習を深めるにつれて，より微妙な感覚を感じるようになるでしょう。

身体の痛みの対処法

　私たちは皆，身体の痛みを時々体験します。もしあなたが慢性的な痛みを抱えている場合，それが本書を読むひとつの理由かもしれません。ボディスキャンを練習するにしたがって，身体の特定の部位が，痛みまたは慢性の緊張をもっていることに気がつくようになるかもしれません。痛みに対処する最初の一歩は，それが急性か慢性かを見極めることです。大半の急性の痛みは，身体に原因があり，最近の怪我や身体的問題が影響していることが多いようです。このような場合は，早急に治療を受けたほうが良いかもしれません。一方，慢性の痛みも身体に原因があるかもしれませんが，嘆き，怒り，恐れ，混乱などの認知的・感情的要因と関連している可能性もあります。

　マインドフルネス瞑想は，慢性の痛みへの対処に役立つことが示されています（Kabat-Zinn et al., 1986）。慢性の痛みに対してマインドフルネスを適用する場合，3つの重要なステップがあります。最初のステップは，吟味です。身体に意識を向け，どのように緊張したり，痛みを抱えたりしているのかを感じます。第2のステップでは，痛みや緊張に対する感情的反応に向き合います。第3のステップでは，達観したアプローチを取ります。つまり，今ここに生きることを学び，そして瞬間瞬間を痛みと共に過ごします。

ステップ 1 ── 身体の痛みと緊張を吟味する

　痛みを感じたときに，その痛みや身体に注意を集中させるのは直観に反しており，怖いことだと思うかもしれません。痛みから逃げたり気を逸らしたりするほうが，自然なことだと思いませんか？　不快感を取り除いたほうがずっと良いと思われるときに，なぜその不快感に意識を向けるのでしょうか？　実は，身体の痛みや緊張の抱え方を知らないと，うっかりそれを強くしてしまう可能性があるのです。そして，それを防ぐためにマインドフルネスが必要なのです。

痛みがあると，身体を固くし，痛む部位を締め付けるのが一般的な反応です。しかし，このような無条件に起きる反応は，逆に痛みを強めるのです。そして，怒り，恐れ，悲しみ，混乱がさらに強くなる悪循環に陥ってしまう可能性があります。痛む部位を締め付けると，さらに筋肉を収縮させ，血流を抑制することになります。そのことが，さらなるけいれんや痛みを引き起こし，場合によっては身体の他の部位に波及することもあります。この悪循環を阻止するのは難しく，やがて身体全体が締め付けられることになりかねません。

　ボディスキャンは，緊張や痛みと共に過ごし，新たな対処法を身につける機会を提供してくれます。身体感覚と心が感じていることを区別できるようになるにつれて，"身体に感じる強い感覚は身体感覚でしかない"と認識できるようになります。とはいっても，緊張や痛みと共に過ごすのはとても難しく，強いストレスや不安を引き起こす可能性があるため，それらに対処し，軽減するスキルを学ぶことが重要です。

　実は，身体がどのように痛みを抱えているのか気がつくようになると，最善の対処法がわかるようになります。たとえば腰痛がある場合，頭まで緊張と締め付けが広がり，上半身全体に痛みがあることに，ボディスキャンを通して気がつくかもしれません。腰に問題を抱えている場合，腰以外の部位での余分な緊張や締め付けは必要でしょうか？　実のところ，このように筋骨格を緊張させることで，痛みをさらに悪化させている可能性があるのです。

　緊張や痛みが広がってしまうことに対して，どう対処したら良いのでしょうか？　マインドフルな気づきは，不必要に緊張している部位を把握するだけではなく，その部位をほぐし，緊張から解放してくれます。もしこの緊張を解放できない場合は，それをただ観察し，あるがままにすることもマインドフルネスは教えてくれます。ちょうど，池でさざ波が広がっていく様子を見るように，緊張や痛みなどの感覚に対してスペースを与え，あるがままにします。痛みと共に過ごそうとするのは直観に反しているかもしれませんが，これは癒しへの重要なステップなのです。痛みと闘ったり，抵抗したりするためにエネルギーを使うのではなく，共に過ごそうとするのです。これは，"抵抗するところに苦悩がある"という仏陀の教えと通ずるところがあります。

ステップ2——身体の痛みのなかにある感情に向き合う

　身体や心の痛みに向き合うのは，なぜつらいのでしょうか？　それは，私たちが受けてきたしつけのせいでしょうか？　それとも，痛みを否定する文化のせいでしょうか？　実際私たちは，感情や痛みなどを抑圧したり，避けたり，否定したりすることを奨励するメッセージを多く受ける社会で生活しています。

　一方，マインドフルネスは，身体の痛みがあるときに湧き上がる不快な感情（怒り，イライラ，悲しみ，混乱，失望，嘆き，不安，恐れなど）に向き合うための道筋を提供します。どんな感情に対してもマインドフルな意識を向けると，その感情に対する検閲や抵抗なしに，受け止めることができます。身体的な痛みの場合と同様に，不快な感情に対して抵抗すると，心の痛みは増加します。そのため，それと闘うのではなく，あるがままにすると，苦悩がなくなったり，変化したりします。不快な感情と闘うのではなく，何を感じてもそれをそのままに受け止め，感情が必要としている方向に流してみましょう。

前述したように、「受け止める」と「受け入れる」、「あるがままにする」と「解放する」には重要な違いがあります。「受け止める」とは、好き嫌いは別にして、物事をあるがままに単に見つめることです。一方「受け入れる」とは、現状に満足し、穏やかでいられることです。もしあなたが痛みを体験している場合、痛みがあることに満足するというのは難しいかもしれません。しかし、その痛みを受け入れられなくても、受け止めることはできると思います。同様に、「あるがままにする」は、「解放する」とは違います。「解放する」は、自由になることを意味し、それに対して「あるがままにする」は、ただ現状にスペースを与えることを意味します。ちょうど大空は嵐にも空間を提供しているように、あなたも自分の感情にスペースを提供することができると思います。

　心の痛みを受け止められるようになると、より深い理解、思いやり、平安への道が開かれます。"身体の痛み、それに対する感情的反応、そして、身体の痛みと感情的反応の区別"に対して理解を深めると、身体の痛みと苦悩との違いも理解できるようになります。身体の痛みを変化させられないときでも、その痛みに対する感情的反応を変えることはできます。そしてその結果、苦悩を減らすこともできます。言い換えれば、身体の痛みからは逃げられない状態であっても、苦悩に対しては選択する自由があるのです。身体には痛みを感じる受容体があり、痛みを感じるようになっています。そのおかげで、私たちは怪我をある程度免れることができます。しかし、身体の痛みに対する感情的反応は、自分次第です。時間をかけて練習することで、痛みの感じ方と苦悩の減らし方を習得することができます。

ステップ3──今この瞬間に生きる

　3番目のステップは、今この瞬間に生きることです。実際、私たちは今ここでしか生きることができません。そして、変化させることができるのは、今この瞬間しかありません。ストレス、緊張、慢性の痛みと自分が一体になってしまうと、それは長く続く問題や終身刑のように感じられるかもしれません。そうなると、今この瞬間から離れてしまい、苦悩を増やすことになります。マインドフルネスは、今ここに生きることを教えてくれます。私たちは、誰も将来に何が起こるかわかりませんし、ストレスや痛みが永遠に続くかどうかもわかりません。マインドフルネスの練習を通して、瞬間瞬間を痛みと共に過ごせるようになります。そして「この瞬間、痛みと共に過ごせるかやってみよう。次の瞬間に痛みがしても、それに向き合ってみよう」という態度を養うことができるのです。

　マインドフルネスの練習を深めると、自分自身と再びつながり、緊張や痛みに対する新たな対処法が見つかるようになるでしょう。そして、不快感を敵視するのではなく、そこから何かを学ぶという姿勢を養うことができます。過去から自由になり、未来に対する特定のビジョンにしがみつくのを止めるようになると、今この瞬間の状況を見つめられるようになります。そして、自由な感覚と新しい選択の可能性が広がります。その結果、あなた自身、あなたが抱えている痛み、そしてあなたと痛みとの関係が、それぞれ変化していくのです。

❏ インフォーマル練習──痛みに意識を向ける

　ストレス、緊張、心の痛み、身体の慢性的な痛みなどを体験すると、大半の人がそのときに感じ

る不快な感情から遠ざかろうとしがちです。しかし，身体がどのように痛みを抱えているのかに対して意識を向けることで，それまでとは異なった方法で関われるようになります。もし不快な感情を抱えている部位を和らげることができれば，それで結構です。もしそれができなければ，"感覚の波に乗って，あるがままにする"というマインドフルネスの態度を適用してみましょう。

今後1週間は，インフォーマル練習として，身体感覚や"身体のなかにある感情"に意識を向け，どう感じるかに注目してください。その際，初心に戻って，感情に対して穏やかな興味をもって接し，ただあるがままにしましょう。抵抗や評価をせずに，心身の感覚をあるがままにしてください。この練習を忘れないようにするため，「身体の様子はどうですか？」というようなメッセージがポップアップする電子カレンダーをセットしておくのも良いでしょう。

身体のなかにある感情

ボディスキャンは，"扱いが難しく，時に圧倒されるような手ごわい感情"と関わりをもつのに役立ちます。最初のステップでは，このような感情を素早く認識し，創造的に接することを学びます。たとえば，あなたが日頃から不安を抱えているとしましょう。そして，もし不安に気がつかない瞬間があったとしたら，不安がなくなるどころか，それを増やすような行動を取っているかもしれません。ボディスキャンをすることで，特定の感情の存在を教えてくれる身体感覚にチャンネルを合わせられるようになります。その結果，胸の締め付け，両肩や背中の緊張，胃のけいれんなどから，不安の存在に気がつくかもしれません。このように身体感覚に気がつくことで，自分が不安になっていることを自覚し，不安が雪だるま式に大きくなる前に対処することができます。

このことを明確に示してくれる実話を紹介します。ジョーは交通事故で家族を亡くしたため，それ以後，笑うことができなくなったと感じていました。彼は笑顔を過剰に意識するようになり，誰かが彼に向かって微笑むと，即座に目そらし，下を向いていました。ジョーの治療者が，人が微笑みかけたときに身体はどう感じるかを尋ねたところ，彼は「何も感じない」と答えました。そのため治療セッションでは，ボディスキャンを使って，身体感覚に今より気がつけるような働きかけがなされました。さらに，"道を歩いているときに，人が微笑みかけてくるのに気がつくシーン"をイメージするような指導もなされました。そして，このイメージを頭に思い浮かべている間，身体感覚に気がつくように促されました。ジョーは，胸の締め付け，両肩の緊張，頭がうなだれていることに気がつくようになりました。そして，これらの身体感覚が，"恐れ，自己批判，回避が，無意識的に形成している反応サイクルのサインである"ことを理解できるようになりました。

ジョーは，ボディスキャンを練習するにつれて，身体感覚に敏感になり，実際に道を歩いても身体感覚に気がつくようになりました。そして，無意識的に形成した反応サイクルから抜けだし，今この瞬間に立ち返り，別の対応を選択するために，身体感覚を使うことができるようになりました。彼は人の笑顔に対して，微笑み返す練習も始めました。やがて，彼は自然に微笑むことができるようになりました。そのおかげで，前向きな気持ちになり，身体の慢性的な緊張や締め付けからも解放されていきました。

○ ボブのエピソード——ベンの痛み

　　数年前，息子のベンが階段から落ちて頭を打ったことがありました。幸い大した怪我ではなかったのですが，痛みのためにひどく不機嫌になり，大声を出して泣きだしました。近くにいた数人の友人が慰めようと駆けつけてくれました。一人の友人がポケットからキャンディを取り出して，「ベン，このキャンディをあげるよ。食べると気持ちが楽になるよ」と慰めてくれました。私はこの子にお礼を言いましたが，ベンにキャンディをあげないようにお願いしました。なぜなら，ベンが泣いているのは理にかなっていると感じたからです。別の友人は，「大丈夫だよ，ベン」と言いながら，おかしな顔をしてベンを笑わせようとしました。私はこの子にもお礼を言って，ベンを笑わせようとしないようにお願いしました。そして，ベンが泣いているのは，頭を打った後の当たり前の反応であることを子どもたちに説明しました。

　　ベンは泣きわめきつづけました。私はベンを抱き，その痛みを受け止めようとしました。しばらくするとベンが，「パパも頭を打つと痛いの？」と尋ねてきたため，「そうだよ，ベン。頭を打つと痛いもんだよ」と答えました。しばらくして，ベンは静かになり，そして私を見上げて「パパ，帰ろう！」と言いました。

　　家までの車中で，私は"完了した体験"を目撃したことに気がつきました。ベンは頭を打ったことについてそれ以上泣きわめく必要はありませんでした。あれで終わったのです。しかし，もしベンが痛みを感じるたびにキャンディを与えたり，笑って痛みを誤魔化したりしていたら，ベンは泣いたり不機嫌になったりするのは良くないことだと学んだかもしれません。気持ちを抑制したり抑圧したりすると，健康や幸福に悪い影響を及ぼしかねないのです。

感情の気づきへの壁

　　感情に気がつこうとすることを阻む壁は多くありますが，特に注意してほしいものが4つあります。1つ目の壁は，感情は時々無視されたり，軽視されたりするという点です。もし子どもの頃に，不安，恐れ，悲しみ，怒りなどを感じたとき，そう感じるのは理にかなっていないと言われながら育てられたら，自分の感情を一番理解できるのは自分ではないと考えるだけではなく，感情は抑圧すべきものになっているかもしれません。感情は，森羅万象がそうであるように，現れては消えるものです。もし感情が抑制されたり抑圧されたりすると，心身にストレスが作り出されることになります。

　　2つ目の壁は，思考と感情を混同してしまうというよくある誤りです。「私は○○と感じます」と言う場合，実際は感情というより思考や判断について話している場合がほとんどです。たとえば，ジュリーというクライエントが「私の人生はめちゃくちゃだと感じる」とよく口にしていましたが，彼女が思考と感情の違いについて学ぶにしたがって，「めちゃくちゃだ」というのは感情ではなく，思考であると気がつくようになりました。そして，不安や混乱という感情は「めちゃくちゃだ」という思考と関連があることにも気がつきはじめました。さらに，不安や混乱が胸や両肩の緊張として現れることにも気がつきはじめました。このように，身体感覚を使って，感情状態に気がついたり，思考と感情を区別できるようになりました。最終的には，不安を感じ，人生はめちゃくちゃであると考える根拠に意識が向いたときでも，ジュリーは人生の多くの面で実際はうまくいっていることに気がつくようになりました。

この点をさらに明確にするために,「私はバカだと感じる」「私は価値のない人間だと感じる」「私は無力だと感じる」などの発言について考えてみましょう。「私はバカだ（価値がない，無力だ）」は思考であり,"恥ずかしい，悲しい，怖い"というような感情を伴っている可能性があります。思考と感情を混同してしまうのは，否定的な感情から無意識に自分自身を守ろうとして，感情を思考の背後に隠してしまう場合が多いからです。思考とその背後にある感情との違いを理解する能力を養う大きな利点は,"周りの世界に対する見方を支配し，ストレス，不安，抑うつへとつながる思考"の信憑性をチェックできることです。

　3つ目の壁は，感情は漠然としたものであるため，明確にしにくいという点です。私たちは人生のどこかの時点で，実物の花を示されて，花というものを教えられて学んできたと思います。そして，実際に花を見たり，触って感じたりすることができたと思います。しかし，恐れ，悲しみ，罪悪感のような感情は誰も明確に示すことができません。そのため，自分なりに体験しながらこれらの感情を理解していくしかありません。

　4つ目の壁は，私たちの大半が感情に関して適切な語彙をもっていないという点です。感情を体験したり，感情について話し合ったりすることが推奨される文化で私たちは育っていないため，感情の表現法をよく知らないのです。次のエクササイズを試すことで，感情に関する語彙が豊かになり，特定の感情がどのように身体で表現されるかに気がつくようになるでしょう。

❏ 探ってみよう──身体のなかの感情を見極める

　感情には基本的なものがほんの少しあるだけで，その他の感情は基本感情の変形だと言われています。この考え方では複雑な状況を十分に表現できませんが，感情の多様性を理解する枠組みを提供してくれます。このエクササイズでは，感情の語彙を豊かにし，感情により気がつくきっかけづくりのために，感情を心地良いグループと心地良くないグループに分けました。下記のリストを読みながら，あなたにとって馴染みのある感情に○を付けてください。次に，その感情が身体のどこでどのように現れるか，そして，その感情の単語を目にしたときに，どのような思考やイメージが湧いてきたかを書いてください。感情に対する繊細さ，それらが身体にどのように現れるかについての繊細さを養うには少し時間がかかるかもしれません。もし特定の感情と身体感覚の関連がわからなかったり，何も書けなかったりする場合，後日記入することもできます。

- **恐れ**：心細さ，不安，嘆き，落ち着かなさ，ビクビクする，パニック，緊張，胸騒ぎ，心配，恐怖，圧倒される

- **混乱**：当惑，あやふや，困惑，途方に暮れる，まごつく，支離滅裂，曖昧

- **怒り**：しゃくに障る，憤慨，苛立ち，破壊，反感，嫉妬，欲求不満，イライラ，不機嫌，無愛想，激怒

● 悲しみ：疎外感，苦しみ，落胆，失望，悲痛，嘆き，絶望，自信喪失，孤独，惨め，不幸，拒絶

● 恥：罪悪感，当惑，侮辱，劣等感，後悔，自責，悔しさ

- 愛：愛情，魅力，優しさ，共感，願い，好き，夢中，親切，好意，切望，温かさ，同情

- 喜び：娯楽，至福，充実，熱意，上機嫌，楽しみ，興奮，爽快，希望，楽観，快，満足

努力しなければ，身体のなかにある感情の場所に気がつくことはできません。ボディスキャンの練習を続けることで，身体感覚や"感情と身体感覚の関係"に敏感になれることを忘れないでください。時々，上記のリストを読み返し，普段の生活で感じるさまざまな感情を観察してください。もし強い感情が湧き上がったときには，少し時間を取って，身体に対してマインドフルにチャンネルを合わせ，その感情と関連のある身体感覚を見つけるようにしてください。

　次へと読み進める前に，この探索であなたが書いたことすべてに対して，思いやりをもって振り返り，受け止め，整理するための時間を少し取ってみましょう。

○ エリシャのエピソード──感情に向き合う

　以前の私は，自分の感情に気がついていると自負していましたが，実際そうではなかったようです。悲しくなったり怒ったりしても，私はそのことを自覚していませんでした。私は無意識的に，話題を変えたり，状況を調整しようとしたり，テレビをつけたりしていました。つまり，何としてもそのような感情から逃げようとしていたのです。不快な感情から逃げていることを妻が指摘してくれましたが，私はそれを認めることができませんでした。なぜなら，私は自分のことはよく理解しているつもりだったからです。

　数年かけて，妻の指摘が正しいことを認められるようになりました。そして，瞑想をすることでこの点を深めると，友人，家族，知人と一緒にいるときに身体が固くなったり，顔が引きつったり，その場を避けようとしたりしていることが多いのに気がつきはじめました。そして，この反応を自分で観察し，その背後にあるものを探ってみることにしました。すると，苦痛を伴う関わりを避けたいと思っているときに，この反応が起こり，しかも身近な人と一緒にいるときに，この反応が多く起きていることに気がつきました。これには納得がいきました。なぜなら，身近な人との関係は，苦痛を伴う可能性が最も高いからです。

　この洞察を深めることで，身体が固くなったり顔が引きつったりすることは，自分が不快を感じているのを知るためのサインであることも理解できるようになりました。しかし，すぐにこの方法に行き詰まりを感じるようになりました。なぜなら，私には感情を表現する語彙が乏しく，否定的な感情を表現する言葉は「不快」と「苦痛」しかなかったからです。そこで，感情を表現する語彙を増やすために，まずは恐れと関連する，イライラ，落ち着かない，心細さを実際に感じるかどうか試してみることにしました。すると，胸のなか，特に心臓の上で，恐怖が高まるのを感じることができました。さらに，殻のなかにいる小さな少年がパッと現れ，「嫌だ。僕は外に出たくない」と言っているイメージが心のなかに湧き上がりました。私は，その小さな少年のもっている傷や痛みに対して，強い悲しみと思いやりを感じました。

　やがて，恐怖のために他の人から離れたいという衝動の存在に気がつきました。そして，その衝動を

良いとも悪いとも評価することなく，ただあるがままに受け止めるようにしました。この体験で，私自身がとても癒され，さらに対人関係も大いに改善しました。

> **やってみよう！**
>
> これから少し時間を取って，身体でどのように感じているかをチェックしてみましょう。身体は感情や思考についてのサインをあなたに送っていませんか？　緊張，疲労，締め付けはありませんか？　それとも，調子は良いですか？　身体に対してマインドフルになっているときに湧き上がってくるものに気がつき，それが伝えようとしているメッセージに注意深く耳を傾けてください。あなたの身体は，今とても重要な情報を伝えようとしているのかもしれません。

❏ ストレスをどの程度感じていますか？

　おめでとうございます。あなたは，このワークブックの半分までやってきました。あなたが自分の人生に関わるために努力してきたことは，とても素晴らしいことです。次へと読み進める前に，少し時間を取って，序文の最後にあるエクササイズ（「あなたは，ストレスをどの程度感じていますか？」）を振り返ってください。この機会を利用して，あなたが最初に書いたストレッサーを振り返り，現在どの程度感じているかを評定してみましょう。

　この振り返りをマインドフルに行ってください。評定する前に，呼吸に意識を向け，身体をチェックするための時間を少し取ってください。次に，各ストレッサーを思い浮かべ，以前とは異なって感じるかどうかを考える時間を取ってください。また，新しいストレッサーが出現している場合，それもリストに加えて同じように評定してください。

　この評定は正式なものではありません。そのため，専門的な評定に取って代わるものではありません。これは単にあなたがどのように感じているかを調べるのを意図したものです。しかし，もし非常に強いストレスと評定した状況が大半を占めた場合，医療またはメンタルヘルスの専門家に相談しながら本書を使用するのをお勧めします。

練習の計画と振り返り

　このワークブック全体を通して，幸福感を養うことができる，さまざまなフォーマル練習とインフォーマル練習を紹介しています。さまざまな理由からすべての練習をこなすのは難しいかもしれませんが，自分の生活にフィットするような形で練習することをお勧めします。ある練習は他の練習と比べると，あなたの生活を引き立たせるかもしれません。また，連続して数日間練習を忘れてしまう時期があるかもしれません。そういうときでも，自分を批判したり，責めたりしないでください。練習を忘れていたことに気がついたとき，あなたは今この瞬間に戻ってきていることを忘れないでください。そして，過去のことは水に流して，練習を再開しましょう。

　今後 1 週間はボディスキャンの練習に加え，歩行瞑想を最低 5 日間は練習することもお勧めしま

す。歩行瞑想は，本章で学んだことを身体運動に応用できる素晴らしい方法です。今後1週間の予定にこの2つの練習を入れておいてください。練習を毎日またはほぼ毎日練習するようにしてください。また，1週間に1回の割合で，練習の様子を振り返るための時間も予定に入れましょう。

フォーマル練習
☐ ボディスキャン
☐ 歩行瞑想

マインドフルネスを日常生活で実践するためのインフォーマル練習が5つになりました。

インフォーマル練習
☐ 痛みに意識を向ける
☐ STOP
☐ 8つのマインドフルネスの態度をもって生活する
☐ マインドフルネスを生活のなかに織り込む
☐ マインドフルに食べる

フォーマル練習記録表

　フォーマル練習をするたびに，下記の記録表に記入してください。そして，練習の様子を振り返ってみましょう。あなたにとって一番良いパターンに気がつきましたか？　この練習を継続するために，どんな改善ができましたか？

日付／練習	時刻	練習中に湧き上がった思考・感情・感覚／練習後の感想

インフォーマル練習の振り返り

　少なくとも1つのインフォーマル練習を毎日振り返る時間を取りましょう。毎日振り返ることで，インフォーマル練習を深めることができます。

練習	状況	練習前に気がついたこと	練習後に気がついたこと	練習で学んだこと

▶訳註

1…フェルトセンス＝意味のある身体感覚。

第6章

練習を深める

　第3章では，マインドフルネス瞑想（フォーマル練習）を紹介しました。その際，マインドフルネスの練習に欠かせない8つの基本態度，マインドフル呼吸法，心がさまよってしまったときにどうしたら良いか，フォーマル練習のための身体姿勢についても説明しました。第3章で紹介したフォーマル練習は，5分間マインドフル呼吸法でした。そして第5章では，ボディスキャンに焦点を当てました。これらの練習は，本章で焦点を当てるマインドフル静座瞑想（フォーマル練習）の土台になります。ここでは，マインドフルネスを呼吸，身体感覚，音，思考，感情へと順に広げ，最終的には"今この瞬間の意識"としても知られている"無選択の意識"を練習します。静座瞑想を長時間すると筋肉が凝ってしまうため，本章では身体の凝りをほぐすのに役立つ，マインドフルヨーガを紹介します。そして，心身および心身のつながりへのマインドフルネスを深めます。静座瞑想でマインドフルネスを深めると，思考と感情により気がつくようになります。役に立たない行動パターンにもより気がつくようになります。また，初心に返って自分の行動を観察することで，他の可能性を発見することができます。これは，以前とは異なった行動を選択するための最初の重要な一歩になります。

マインドフル静座瞑想——フォーマル練習

　外見上は，マインドフル静座瞑想の練習は，"心静かに思索をしながら静座する"という瞑想の一般的なイメージにかなり似ています。この練習では，絶え間なく変化する体験に意識を向けます。そのため，この練習がとても豊かで深いものをもたらすことにすぐに気がつくでしょう。また，この練習では，呼吸，感覚，音，思考，感情が絶え間なく現れては消える様に注意を集中することで，森羅万象のもつはかなさと潜在性を垣間見ることができます。瞑想の際，評価や判断をしたり，特定の結果を求めたりせず，初心に返って，どんなことでも受け止めようとします。その結果，心のなかに大きな平静さが生まれ，あるがままでいられるようになります。そして，時間をかけて練習することで，偉大な知恵や思いやりも手に入れることができます。上記で簡単に説明した通り，この練習は，呼吸から始まり，感覚，音，思考，感情に意識を広げ，最終的には"無選択の意識"に向かいます。これから，それぞれの練習を詳しく紹介していきます。

呼吸のマインドフルネス

　多くの場合，静座瞑想は，呼吸のマインドフルネスから始まります。息を吸ったり吐いたりする際の呼吸の質の変化に意識を向けることで，"無常"や命の本質について多くを学べます。呼吸は，寄せては返す波のように，息を吸ったり吐いたりすることでつねに変化しています。呼吸は，命あるものの変化と，変化に逆らわず従うことの大切さを明確に示してくれます。そして，"抵抗すればするほど苦悩は強くなる"ことも認識させてくれます。望むものを手に入れようとしたり，手に入れたものにしがみついたりすることは誰にでもあります。逆に，望まないことを遠ざけようとすることも，誰にでもあることでしょう。しかし，このような"人間の性（さが）"のために，望むものと望まないものとの間に緊張関係をつねに生み出してしまいます。その結果，心が落ち着かなくなったり，不安を覚えたりするようになってしまいます。簡単に言えば，このような"人間の性（さが）"が苦悩を生じさせます。たとえば，呼吸の流れに抵抗すると，すぐ身体に不快感が湧き上がり，急に苦しくなります。マインドフルネス瞑想を練習する際，呼吸と共にいるだけで，体験が絶えず変化する様を直接見つめることができます。さらに，命の流れに対する執着や嫌悪感がなくなり，広くて自由な解放感をもつことができます。

身体感覚のマインドフルネス

　呼吸と共にしばらく過ごしたら，身体感覚に意識を広げます。これはボディスキャンとは異なります。身体の各部位に意識を系統的に移していくのではなく，それぞれの瞬間で大きくはっきりしている身体感覚に意識を向けます。このように身体のなかで現れては消える感覚に注目するため，この練習は，今この瞬間の体験を反映させ，また流動的なものになります。人の身体は，敏感な感覚受容器をもっています。そのため，大きく分けて，快，不快，その中間に分類できる広い範囲の感覚（かゆみ，うずき，温かさ，冷たさ，乾き，湿り，重さ，軽さ，痛みなど）を体験することができます。もしあなたがはっきりとした感覚を感じない場合は，椅子に接しているお尻，床の上にある足，太ももに触れている手など，どこかに接触していると思われる部位に意識を向けてください。マインドフルネス瞑想では，これらの感覚を分析したり，あれこれ考えたりしません。感覚が現れては消える様に注目しながら，感覚体験に注意を向けつづけるだけです。このように移ろいやすい身体感覚に焦点を当てることで，変化の本質を深く理解できるようになるのです。

聴覚のマインドフルネス

　次に，マインドフルな意識を聴覚に向けます。現れては消えていくさまざまな音を聴くことで，呼吸や身体感覚のマインドフルネスとは別の観点から"無常"と直接関われるようになります。聴覚のマインドフルネスは，呼吸のマインドフルネスのように，いつどこでも練習をすることができます。なぜなら，私たちは，さまざまな音がつねに行き交う，ざわついた環境のなかで生活をしているからです。もし車の盗難防止警報，大きなボリュームの音楽，子どもの叫び声，車や飛行機の騒音のような，気に障る音が継続して聞こえる場合，その音を評価することなく，その音自体に注

意を向けるだけにしてください。単純に考えると，耳が音波をキャッチしているだけなのです。私たちは聴覚現象から逃れることはできません。たとえ，洞穴の奥や防音室のなかにいたとしても，自分自身の脈拍，心臓の鼓動，耳鳴りが聞こえてくるでしょう。あなたがどのような音環境にいても，音の良し悪しを評価しないでください。"無常"の出来事として，音が現れては消えていく様に注目するだけにしてください。

　聴くことに集中すると，音に対するイライラ感が変化してきます。音を好きになったり嫌いになったりする必要はありません。それらは単なる音でしかありません。屋外や室内の音が聴こえてくるかもしれません。また，自分自身に深く集中したら，身体のなかの音に気がつくかもしれません。これらはすべて，現れては消える音でしかありません。これらの音を分析したり，あれこれ考えたりする必要はありません。聴覚体験の絶えず変化する様に注意を向けつづけるだけで良いのです。

思考と感情のマインドフルネス

　音について瞑想した後，瞑想する対象を精神的な出来事（思考と感情）に移します。ちょうど呼吸，感覚，音が変化するように，思考と感情が変化する様を観察します。心のなかに湧き上がる内容にとらわれてしまうのではなく，それが現れては消えるプロセスだけに興味を向けます。そして，心が作り出す物語や落とし穴に気がついたとき，そこから自由になれます。

　マインドフルネスでは，思考と感情が現れて，大きくなり，そして消えていく様を観察・体験する能力を養います。思考と感情を分析したり，あれこれ考えたりする必要はありません。それらを現れては消える精神活動の産物として見つめるだけで良いのです。それはちょうど，牧草地で寝転がりながら空に浮かんだ雲を眺めたり，映画館の席に座ってスクリーン上の映像や音の変化を鑑賞するようなものです。言い換えれば，この練習では，精神活動の産物が瞬間瞬間に現れては消える様をただ体験し，そして，それに対してマインドフルになるだけで良いのです。

　ここで，理解を深めるために例え話を紹介しましょう。この地球では，大気の状態はつねに変化しています。そして，さまざまなタイプの嵐が起きます。時にはカテゴリー5のハリケーンのようなとても激しいものもあります。ですが，このような激しい嵐が来たとしても，空自体は影響を受けません。空の素晴らしい点は，嵐が移動できるだけの必要な空間を十二分にもっている点です。この巨大な空間のなかで，嵐はやがて消えていきます。ある意味で，マインドフルネスは，空と同じぐらい大きく意識を広げるのに役立ちます。マインドフルネスを練習することで，恐れや不安などの嵐を見つめ，それらが自ずと弱まっていけるスペースを提供できるようになります。このように思考や感情を観察し，それらが必要としている方向に流れるままにすることで，それらを心の一過性の現象として見つめることができます。そして，"自分と思考は同一ではない"ということも理解できるようになります。つまり，あなたの思考の内容は，事実でもなければ，あなた自身を100％定義しているものでもありません。このような心のなかの自己限定的な産物から解放されると，深いレベルの自由と平安がもたらされます。

無選択の意識

マインドフルネス静座瞑想の最後に行われる，最も包括的な練習は，"今この瞬間の意識"とも呼ばれる"無選択の意識"です。この練習では，今この瞬間が意識の主な対象になります。この無選択の意識では，終わりのない瞬間瞬間の流れのなかでどのような身体感覚，音，思考，感情が現れてきても，それに対してマインドフルになるようにします。外見上では，あなたは落ち着いているように見えるかもしれませんが，絶えず変化する心身の状態を見つめるため，あなたの内的体験は外見とはかなり異なっているかもしれません。

身体と心は合わさって動的な単一の有機体を形成しています。そして，外部からの刺激に加え，身体感覚，思考，感情が相互に影響を与え合うため，心身はつねに変化しています。"無選択の意識"を練習するときは，心身のなかで支配的または強力に感じられるものを観察し，それと共にいてください。もし明確なものがなかったり，どこに意識を向けたら良いのか確信がもてなかったら，呼吸，身体感覚，音，思考，感情を"今ここ"につながるためのアンカーとして利用してください。

この練習は，川岸に座って川の流れをただ見つめるのと似ています。瞬間瞬間に展開する体験が川の流れのようであるため，この練習は最も流動的な瞑想練習です。川のように流れるのは，音であったり，感覚であったり，思考や感情であったりします。ただ座って，心身の変化を見つめてください。もし仮に不安，痛み，悲しみ，怒り，混乱の嵐がやってきても，それらにスペースを与えることで，次第にそれらが自ずと消えていくことを覚えておきましょう。

よくある質問
心のなかに現れてくる思考を深刻に受け止めてしまいます。どうしたらいいですか？

マインドフルネスでは，思考や感情は一過性のものであると考えます。身体感覚がつねに変化するように，心も絶え間なく変化しています。まず，聴覚，味覚，嗅覚，視覚，触覚などの身体感覚の変化する様を観察し，"波"として見つめてください。これらの感覚は，現れて大きくなり，そして弱まり消えていきます。同様のことが，思考や感情に対しても言えます。多くのマインドフルネスの実践家は，心をひとつの感覚器官として考えています。ちょうど鼻が匂いを嗅ぎ，舌が味わい，身体が触れ，耳が聞き，目が見るように，心は考えたり，感じたりするのです。それぞれがそれぞれの役目を果たしているだけのことです。森羅万象がもつ一過性を感じ，そのことを受け止められるようになると，瞬間瞬間があなたに新しい視点や出発のための機会を提供していることに気がつくでしょう。その結果，とても大きな自由を得ることができますが，これこそが瞑想することで得られる最大の恩恵かもしれません。つまり，私たちはもはや心の虜ではなくなります。もし特定の思考に対して執着したり，嫌悪したり，あまりに深刻に受け止めたりするために葛藤が続くようなら，家の外に出て空を見上げてください。そして，あなた自身を空，あなたの思考を雲だと思って，雲が流れていく様を見つめてみましょう。その際，思考は雲と同じように，現れては消えていくものであることを忘れないでください。

❏ フォーマル練習——静座瞑想

　意識を研ぎすませながらも心地良い姿勢で座ってください。下記の教示文を段落ごとにポーズを入れて読みながら，この練習に全神経を集中させてください。この練習に15分間から45分間ほどかけて取り組んでください。

　まず，瞑想に貴重な時間を捧げている自分自身を褒めましょう。そして，この練習が愛の行為であることを自覚しましょう。

　心が落ち着き，今この瞬間に意識が向くにしたがって，心，身体が今抱えているものに気がつくようになってきます。もしかしたら，それは今日の出来事に関わる感情や思考かもしれません。もしかしたら，最近，自分のなかで起きていることかもしれません。

　自分のなかに何があっても，それを受け止めます。分析したり評価したりせずに，あるがままにします。

　いつものように自然に呼吸をしながら，少しずつ意識を呼吸に移していきます。そして，息を吸い込むときは，息を吸い込んでいることを意識します。息を吐くときは，息を吐き出していることを意識します。

　意識を呼吸に向けていきます。そして，鼻または腹部に集中します。もし鼻に集中する場合は，息が出入りする際の空気を感じます。もし腹部に集中する場合は，息を吸い込むたびに腹部が膨む様子と息を吐くたびに腹部が萎む様子を感じます。

　一つひとつの呼吸を大切にしながら，呼吸をします。息を吸って，吐きます。呼吸が現れては消える様を観察します。ただ呼吸します。

　次に，ゆっくりと意識を身体のなかの感覚に移していきます。快・不快などの評価をせずに観察します。そして，さまざまな感覚が瞬間瞬間で変わる様をただ受け止め，あるがままにします。

　意識が身体に向くにしたがって，緊張や締め付けを感じる部位に気がつくかもしれません。もしその部位を緩めることができれば，そうします。もしできなければ，その感覚を受け止め，必要なスペースを与えます。その感覚が必要としている方向に流れるままにします。

　感覚に向けていた意識を，音に移していきます。快・不快などの評価をせずに，すべての音に耳を傾けていきます。聴覚器官が受け取る音波という基本的なレベルで，音に意識を向けていきます。

　この基本的なレベルで音に意識を向け，瞬間瞬間に身体の内外から来るさまざまな音を，ただ受け止めるようにします。

　音が身体の内から来ようとも外から来ようとも，その音がつねに変化していく様を，はかなさの証として注目していきます。音が現れては消えていきます。現れては消えていく音に意識を向けていきます。それは，ただの音にすぎません。

　音に向けられた意識を，心のなかの思考や感情にゆっくりと移していきます。快・不快などの評価をせずに，心のなかを観察します。そして，瞬間瞬間の心のさまざまな動きを単に受け止めます。ちょうど野原に寝転がって空の雲が流れていく様を見つめるのと同じように，心も見つめます。

　自分を"心の気象学者"だと思ってみましょう。心の天候パターンを，評価せずにただ見つめるだけにします。思考や感情は現れては消えていきます。それらが現れては消える様を味わいます。それらは，ただの思考や感情にすぎません。

心が勝手に動いてしまうことに気がつくかもしれません。心は，何かを分析したり，詮索したり，計画を立てたり，思い出したりするものです。そして，些細なことを大げさに考えたり，何かと比較したりします。また，夢を見たり，批判したり，悲しみや怒りや恐れを感じたりもします。空想にふけったり，好き嫌いの判断をしたりもします。心は，あれやこれやと考えることで忙しいのです。そして，思考は現れては消えていきます。思考は思考にすぎないことを理解しながら，思考が現れて消えていく様を体験します。

　思考や感情を観察する際には，それらに巻き込まれないようにします。心のなかにある罠，物語，いつものパターンにとらわれず，ただそれらを冷静に観察し，あるがままにします。それらは，やがて消えていくのです。

　再三再四，自分が思考や感情にとらわれているのに気がつくかもしれませんが，自分を責めたり，非難したりしないようにします。とらわれていることに気がつくこと自体，今この瞬間に立ち返っているのだということを忘れないようにしましょう。また，思考や感情は素早く変化し，はかないことも心に留めておきましょう。"思考や感情にとらわれたことに気がついた瞬間，もはやとらわれていない"ことをもう一度思い出しましょう。心の変化をただ体験しつづけます。"心は，思考と感情が流れる川のようなものである"と考えることもできます。もし心がさまよってしまうことにストレスを感じるなら，集中するために，少しの間，呼吸に意識を戻しても構いません。

　次に，心のなかの出来事に向いていた意識を，今この瞬間そのものに優しく移していきます。

　"無選択の意識"は，音，身体感覚，変化しつづける思考や感情など，瞬間瞬間に心や身体の内外に現れてくるものは何であれ，それに対してマインドフルになれるように導いてくれます。気楽に，心や身体のなかにあってつねに変化する流れを観察します。現在，あなたは静かに座っているかもしれませんが，あなたの内的な体験はかなり異なっています。あなたの身体と心は，感覚器官に入ってくるつねに変化する刺激と相互に影響を与えながら，活動的な有機体を形成しています。

　心や身体のなかで支配的または強力なものをただ観察し，それと共にいます。もし明確なものがなかったり，どこに意識を向けたら良いのか確信がもてなかったら，呼吸や他の対象を"今ここ"につながるためのアンカーとして利用しましょう。

　この練習は，川岸に座って川の流れをただ見つめるのと似ています。川のように流れるのは，音であったり，感覚であったり，思考や感情であったりします。もし特に何も流れてこないようなら，呼吸というアンカーにつねに立ち返ることができます。心や身体のなかの変化を見つめます。

　大きな平静さとバランスをもって，内面から湧き上がるものにスペースを与えることができると，流れに身を任せることができるようになります。そして，闘ったり，抵抗したりするのではなく，森羅万象が変化することを深く理解するでしょう。

　もし仮に不安，痛み，悲しみ，怒り，混乱の嵐がやってきても，それらにスペースを与えることで，次第にそれらが自ずと消えていくのがわかるでしょう。

　"無選択の意識"から，息を吸ったり吐いたりする際の全身を感じながら，呼吸に意識を戻していきます。息を吸う際に全身が膨らみ，息を吐く際に全身が萎むのを感じます。身体をひとつの完全な有機体として感じます。

　この瞑想を練習した自分自身を褒めましょう。そして，この瞑想があなたの健康と幸福に貢献していることを覚えておきましょう。この瞑想が愛の行為であることを自覚できますように。そしてすべての人に平安が訪れますように。

「静座瞑想」の記録

　この練習を初めて行ったら，少し時間を取って，心や身体のなかに湧き上がってきたことは，どんなことでも書き留めてみましょう。

_____

_____

_____

_____

_____

_____

_____

_____

○ ボブのエピソード——雄鶏の瞑想

　1980年代前半に，私は多くの僧侶および6羽の雄鶏と共に仏教寺院で過ごしていました。私は都会育ちだったため，雄鶏は日の出時にだけ鳴くと思っていましたが，雄鶏は一日中鳴きつづけるのだとすぐにわかりました。

　毎週土曜日，私たちは丸一日かけて瞑想をしていました。その間，雄鶏たちは1階にあった瞑想部屋の窓枠に跳び乗り，コケコッコーと鳴きつづけました。すぐに，私は激しい怒りを感じました。雄鶏がなぜ鳴き止まないのかと考えはじめると，次第に雄鶏を殺すさまざま方法を想像するようになりました。押しつぶしたり，銃で撃ったり，毒殺したり，焼いたり，斬りつけたり，溺れさせたりと，私の想像は尽きることがありませんでした。

　ついに，ある日，私の師であるハリング・テット・サヤドウに不平を漏らしたことろ，「おまえは瞑想について何もわかっていない。雄鶏はおまえに教えるためにここにいるのに，おまえは鳴き声を聞いて，腹を立てているだけ。戻って練習しなさい！」と叱られました。

　その後，時間が経つにつれて，雄鶏の鳴き声は単なる音波へと変わっていきました。もはや，ただ現れては消えていく音信号にすぎませんでした。もちろん，この練習は簡単ではありませんでした。今でも，雄鶏たちが（現実にも比喩的にも）現れて，イライラさせられるときがあります。しかし，練習が深まるにつれて，忍耐と理解が苛立ちに取って代わっていくのです。

> **やってみよう！**
>
> 　これから，周りの音に耳を傾けてみてください。サイレン，人の話し声，コオロギの鳴き声，音楽が聴こえてくるかもしれません。心がいかに素早くその音を分類したり，その音からイメージを膨らませたりするかに注目してください。そして，それらはただの音であり，現れては消える一過性のものであると理解しながら，その音に意識を戻してください。評価せずに音を聴いてみるのは，どんな感じがしますか？　日常生活のなかで，評価せずに，音を単なる音として聴ける時間をもてるようにしましょう。そして，この練習を思い出させてくれるものをセットしておくのも良いでしょう。

ヨーガとマインドフルネス

　ヨーガは，数千年前にインドの農村に住んでいた瞑想家たちによってつくられたと言われています。彼らは皆，静座瞑想に多くの時間を割きたいと望んでいましたが，一カ所で長時間静座した際に強烈な痛みを感じることが多く，心をなかなか平静に保てませんでした。そこで，彼らは，近くに生息していたさまざまな動物たちが，どのようにストレッチをし，そこからどのような恩恵を得ているかに注目するようになりました。次第に瞑想家たちは，動物のまねをするようになりました。すると，すぐに身体が柔軟になり，強靱になっていくことに気がつきました。さらに，不快感をもたずに長時間座って瞑想することができ，心が以前よりも平安で落ち着けることも発見しました。これがヨーガの始まりであり，現在でもヨーガのポーズの多くには動物の名前が付けられている所以です。

　あなたは静座瞑想の練習をすでに始めていると思いますが，長時間の静座による痛みを和らげるために，ストレッチや身体運動の必要性を感じられているかもしれません。そもそも，ヨーガは身体を使ったマインドフルネスの練習です。サンスクリット語では，ヨーガは「結びつける」こと，つまり身体と心をつなぐことを意味します。ヨーガは，マインドフルネスを身体活動に持ち込む素晴らしい方法であると同時に，加齢により衰えやすい骨，関節，筋肉，神経，器官を健康で柔軟に保つなど，健康の面で多くの恩恵をもたらす若返りの実践でもあります。

❏ フォーマル練習──マインドフル臥位(がい)ヨーガ

　マインドフルヨーガでは，呼吸，身体の動き，姿勢，思考，感情に意識を向けます。練習の際，身体の動きが制限されないようなゆったりとした服を着てください。また，自由に動けるための十分なスペースと，ヨーガマットまたはカーペットが敷いてある床も必要です。練習を始める前に，この練習で行う姿勢を把握するために，次ページからの一連のイラストを先に見ておいてください。イラストに添えられた説明を読みながら練習することもできます。これまでに定期的にヨーガを練習したことがなかったり，身体が固かったりする場合，練習時間を15分間から始めて，徐々に時

間を延ばすのが良いでしょう。この点に関しては，あなた自身の身体の声に耳を傾けてください。

注意点　人によって，身体は異なります。ある人は，ほかの人よりも柔軟かもしれません。この練習をする際，慎重すぎるぐらい慎重になってください。ここで紹介する姿勢をゆっくりとマインドフルに行いましょう。最初から110パーセントで始めるのではなく，60パーセントから始めるのはいかがですか？　怪我をするよりは，ゆっくりと練習を進めたほうが良いと思います。もし痛みを感じるときは，痛みに耐えるよりは早めに姿勢を緩めるほうが賢いことも覚えておいてください。もし特定の姿勢ができないようであれば，スキップしても結構です。これから紹介するものを，ヨーガで行う姿勢と理解していただいても結構です。途中で，ポーズをしない姿勢がありますが，その際は，身体と心のなかに湧き上がってくるものを感じ，受け止めてください。何かをするしないにかかわらず，意識が向いていれば，それはマインドフルヨーガなのです。

🍃 仰向けのポーズ

仰向けになります。手の平を上に向け，腕は身体の左右に置きます。そして，2，3回自然に呼吸をします。

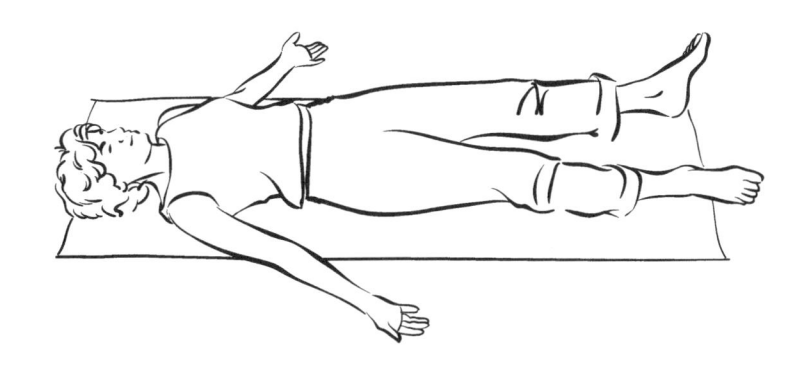

🍃 仰向けの全身ストレッチ

息を吸いながら，両腕を床に沿って広げます。次に，左右の手の平を向かい合わせにして，両腕を頭の上に伸ばします。息を吐きながら，腕を身体の横に戻します。

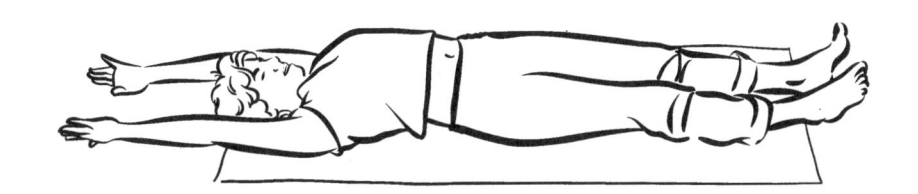

💬 仰向けのひねり

仰向けのポーズから，肩の位置で両腕が水平になるように左右に広げます。両足の裏を床に付けたまま，両膝を立てます。それから息を吐きながら，両膝を右側に倒します。このとき，両肩と両腕は床に付けたままで，顔は左側に向けます。自然に呼吸をします。そして，感覚，思考，感情の波に対してマインドフルなままでいましょう。息を吸いながら，両足の裏を床に付けたままで両膝を立てた元の姿勢に戻します。自然に呼吸をします。そして，反対側でも同じことをやってみましょう。

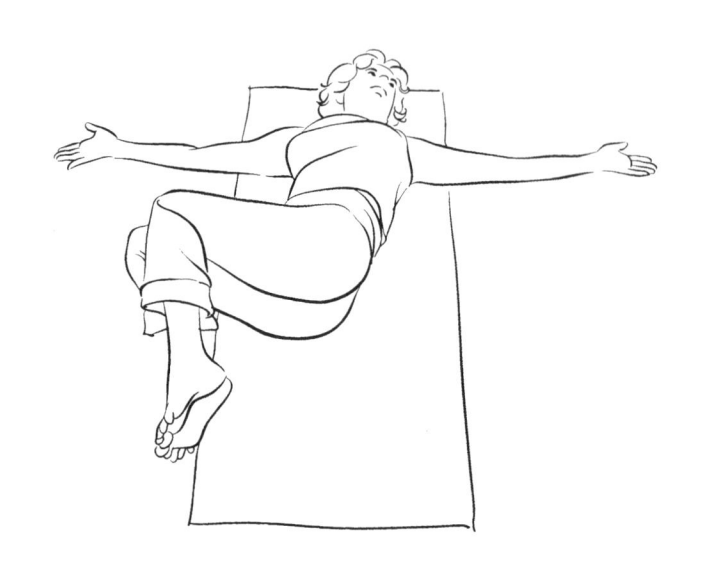

💬 仰向けの全身ストレッチ

仰向けの全身ストレッチを繰り返します。息を吸いながら，左右の手の平を向かい合わせにして，両腕を頭の上に伸ばしましょう。そして，息を吐きながら，腕を身体の横に戻します。

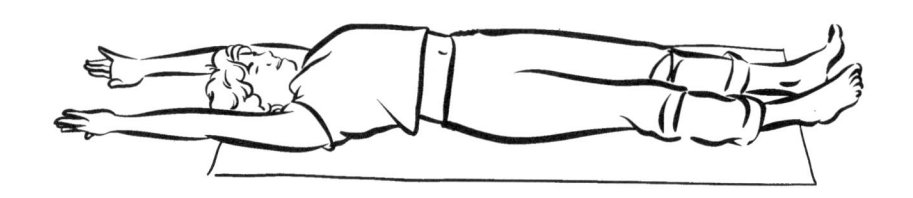

🗨 脚ストレッチ

　左足の裏を床に付けたままで，左膝を立てます。右脚をまっすぐにしたまま上に上げ，右足のかかとを天井に向けて突き上げるようにします。自然に呼吸しながら，右足首を伸ばして，足先が天井を向くようにします。そして，右足首を一方向に回します。それが終わったら反対の方向にも回します。ゆっくりと右脚を床に降ろします。仰向けの全身ストレッチをします。そして，脚ストレッチを反対側でも行います。次に，右膝を立てます。そして，左脚を伸ばし，天井方向に上げます。左足先を天井に向けながら，足首を先ほどと同じように回します。それが終わったら，もう一度，仰向けの全身ストレッチをやってみましょう。

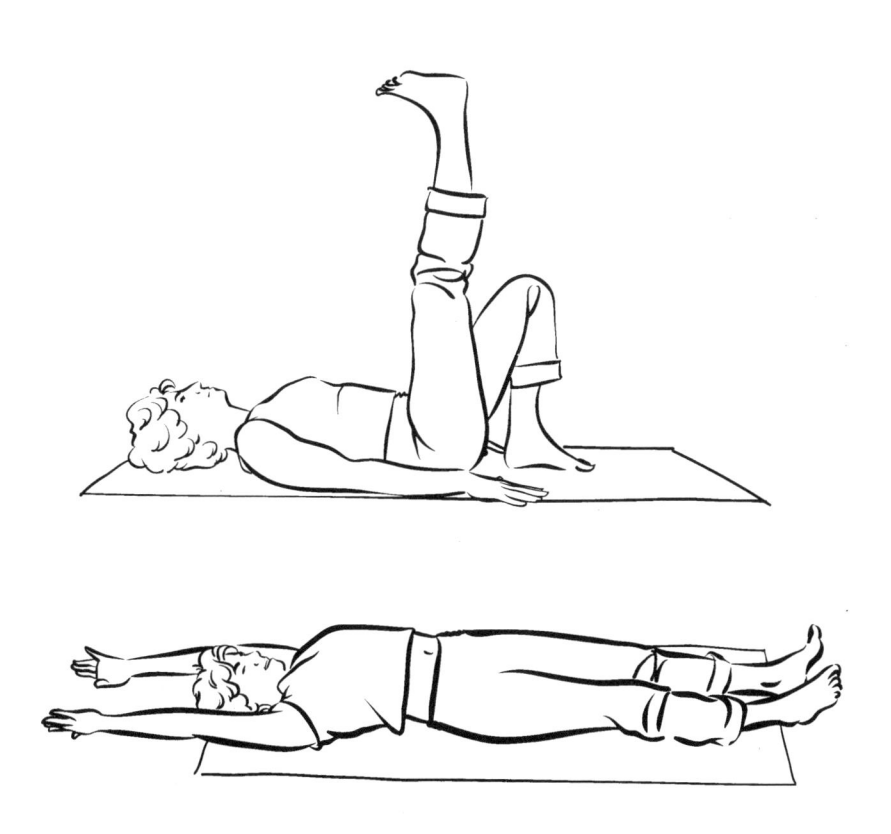

🗨 太ももを胸に付ける

　息を吐きながら，左脚を真っ直ぐ伸ばしたまま，右膝を曲げて胸までもっていきます。このとき，右膝の少し下を両手で抱え，太ももが胸に近づくように引きます。頭は床に付いたままでも，顎を胸に付けても構いません。自然に呼吸をします。そして，感覚，思考，感情の波に対してマインドフルなままでいましょう。ゆっくりと右脚を床に戻し，両脚を伸ばします。次に，反対側でもやってみましょう。右脚を真っ直ぐに伸ばしたまま，左膝を胸までもっていきます。最後に，もう一度，仰向けの全身ストレッチをしましょう。

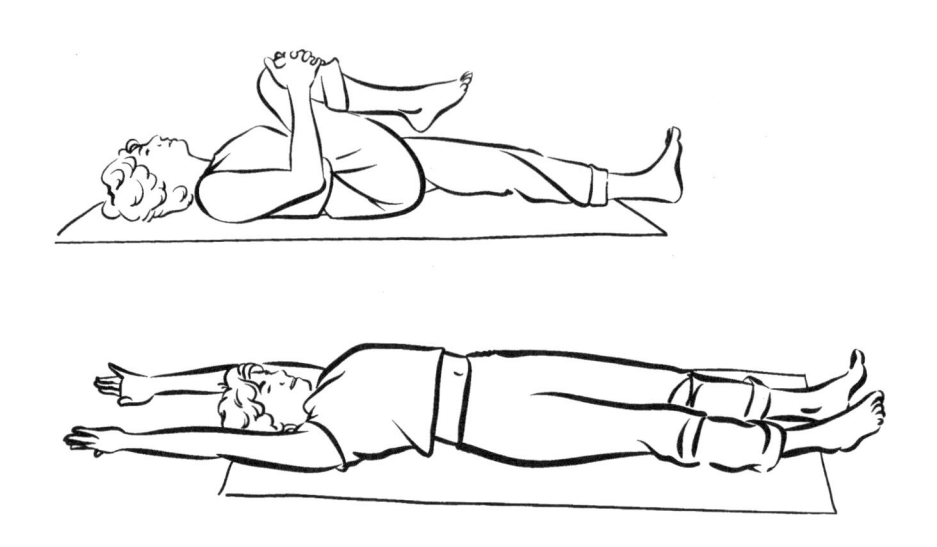

● **骨盤の上下揺らし**

　両足の裏を床に付けたまま，両膝を立てます。息を吸いながら，尾骨を軽く床に押しつけて腰を軽く反らし，腰と床の間に小さな空間が感じられるようにします。息を吐きながら，腰をゆっくりと床に降ろします。呼吸をしながら，骨盤を上げたり降ろしたりします。感覚，思考，感情の波に対してマインドフルなままでいましょう。最後に，もう一度，仰向けの全身ストレッチをしましょう。

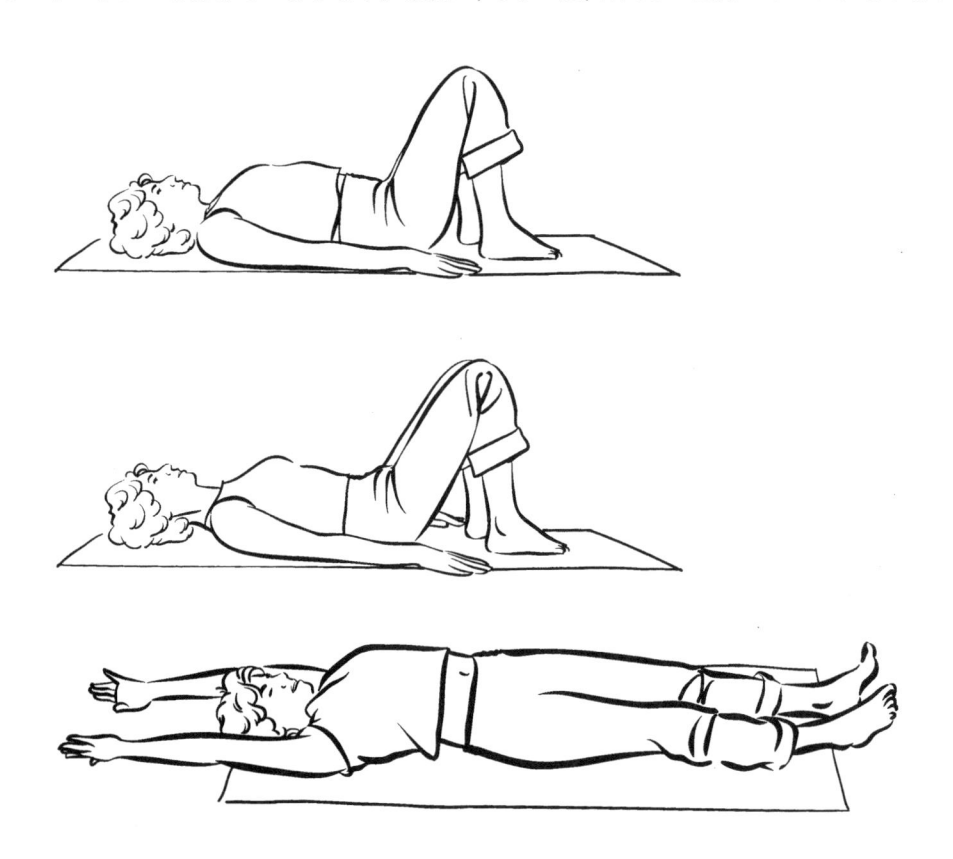

🗨 ブリッジポーズ

両足の裏を床に付けたまま,両膝を立てます。腕は身体の左右に置きます。息を吸いながら,お尻,腰,背中の順で持ち上げます。両手を身体の下で握り,足の方へ伸ばし,自然に呼吸をします。息を吐きながら,腕を最初の位置に戻し,背中をゆっくりと床に降ろします。この時,真珠の首飾りを一粒ずつ床に降ろすように,背骨の骨を一つずつ床に付けるようにします。そして感覚,思考,感情の波に対してマインドフルなままでいましょう。

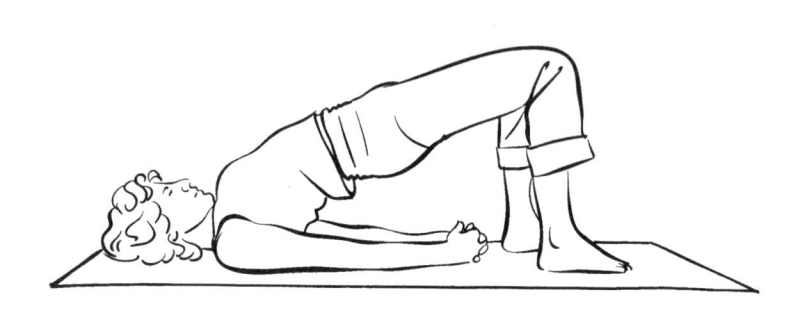

🗨 手を伸ばしたブリッジポーズ

ブリッジポーズを繰り返します。息を吸いながら,背中を上に持ち上げ,両腕を頭の上のほうに伸ばします。息を吐きながら,背中を床に降ろし,腕を身体の左右に戻します。これを5回繰り返しましょう。

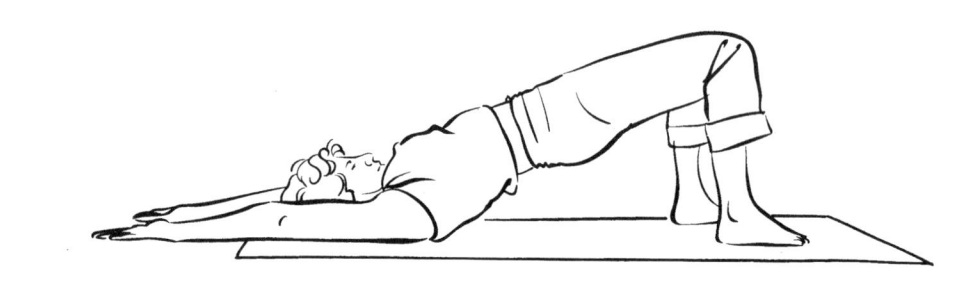

● ブリッジポーズ

　ブリッジポーズの基本型を繰り返します。息を吸いながら，背中を持ち上げて床から離し，身体の下で両手を握り，足の方向に伸ばします。次に，息を吐きながら，腕を元の位置に戻し，背骨の一つひとつをゆっくりと床に付けながら戻します。

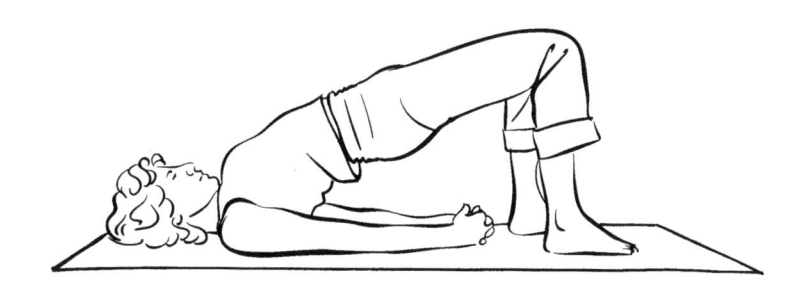

💬 前後に揺らす

　両膝を胸まで持ち上げて，膝のすぐ下のところを両腕で抱えます。次に，身体をゆっくりと前後に揺らします。呼吸に合わせて身体を前後に揺らします。この姿勢で数回揺らしてから，太ももを腹部に付けたままで，両足の裏を天井に向けて伸ばします。このとき，両脚が少し開き，太股は腹部から少し下げて脇腹に付け，手で軽くそれぞれの足の裏をもちます。自然に呼吸をしながら，もう一度前後に揺らします。それが終わったら，最初の姿勢に戻り，両膝のすぐ下を抱えて前後に揺らします。

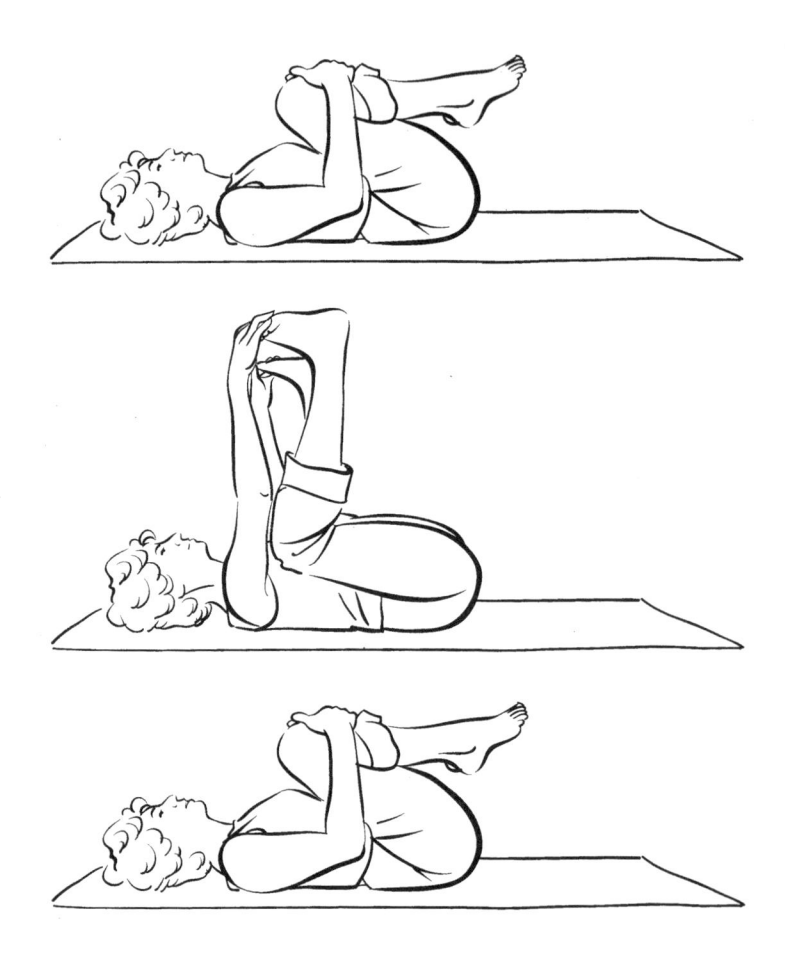

🗨 脚のサイドストレッチ

　両脚を伸ばしたままで，右側を下にして横向きに寝ます。頭を右腕の上に乗せて，左手を胸の前あたりで床に付けます。この姿勢でしばらく自然に呼吸をします。次に，息を吸いながら，ゆっくりと左脚を上げます。次に，息を吐きながら，左脚ゆっくりと降ろします。感覚，思考，感情の波に対してマインドフルなままでいましょう。これを 2，3 回繰り返した後，仰向けになり，両膝を胸にまで近づけて，膝のすぐ下を両手で抱えて，もう一度前後に揺らします。息を吸って，吐きます。そして，同じ動作を反対側でもやってみましょう。

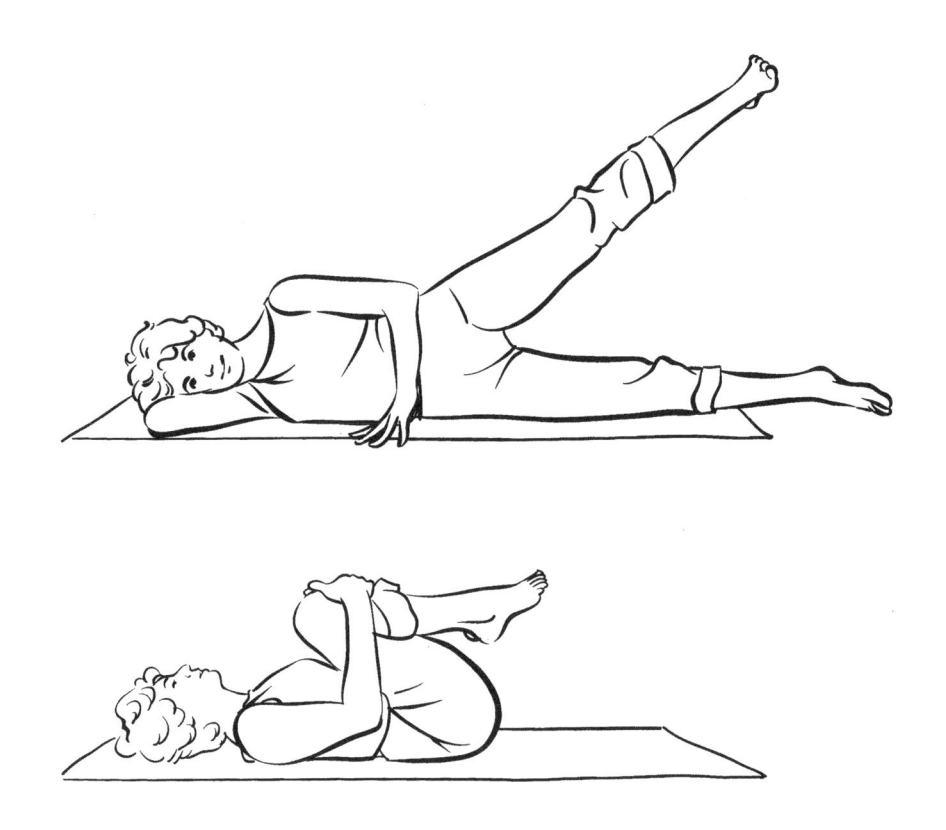

🍃 バッタのポーズ

　腹ばいになって，腕は身体の左右に置きます。次に，両手を握って，身体をサポートするために，恥骨の下に置きます。両足を床から15センチほど上げます。息を吸って，吐きます。そして，ゆっくりと両足を床に降ろします。次に，腕を肩幅ぐらいの間隔で平行に開き，前腕を前に出して床に付けます。

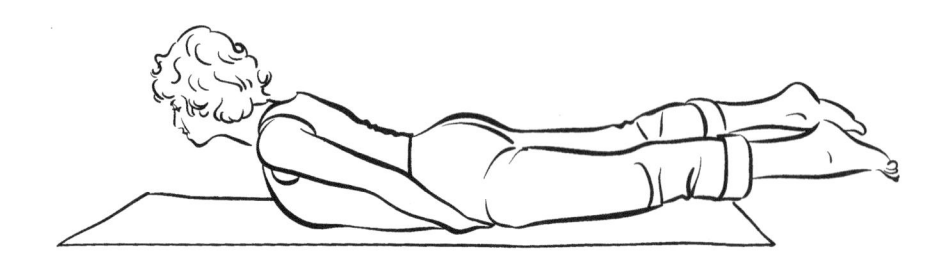

🍃 コブラのポーズの変形

　息を吐きながら，上半身を持ち上げます。前腕で上半身の重さを支えて，腰や脚を床に付けたままにします。これはコブラのポーズの変形です。息を吸って吐きます。そして，腕はそのままで上半身をゆっくりと床に降ろします。

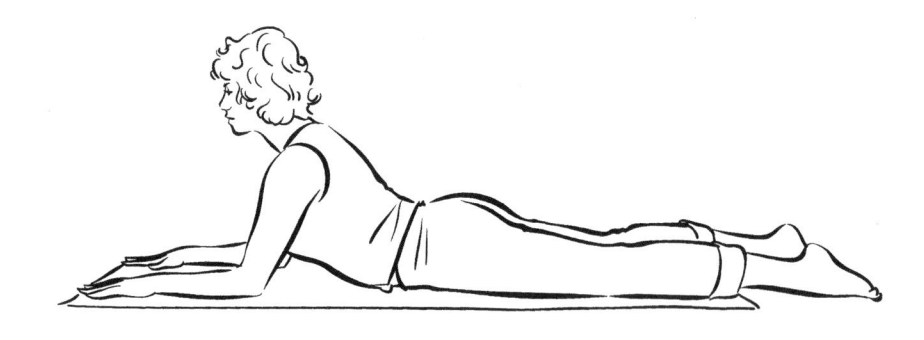

💬 コブラのポーズ

　コブラのポーズの変形を繰り返します。息を吐きながら上半身を起こしますが，今回は，腰や脚を床に付けたままで両肘を床から離します。これはコブラのポーズです。息を吸って吐きます。感覚，思考，感情の波にマインドフルなままでいましょう。息を吸いながら，上半身をゆっくりと床に降ろします。

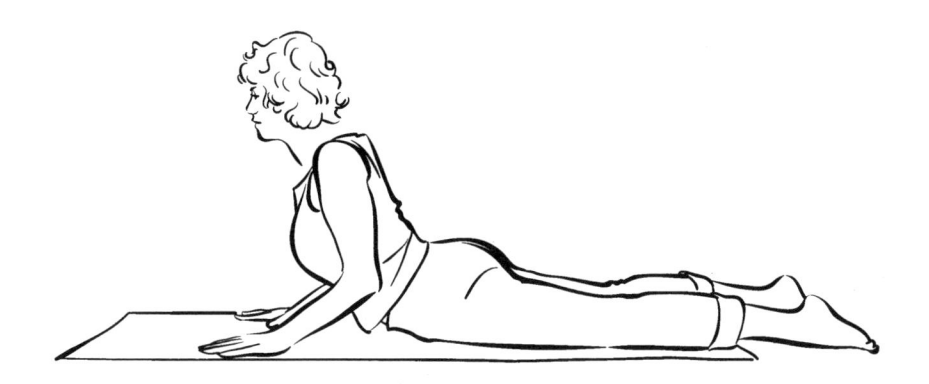

🐄 牛のポーズと猫のポーズ

　両手と膝を肩幅に広げて四つんばいになります。息を吸いながら，お腹を下げ，頭を持ち上げます。これは牛のポーズです。息を吐きながら，猫が威嚇するように，背中を丸めます（言うまでもなく，これが猫のポーズです）。この2つのポーズを2，3回繰り返しましょう。息を吸いながら牛のポーズ，息を吐きながら猫のポーズをします。

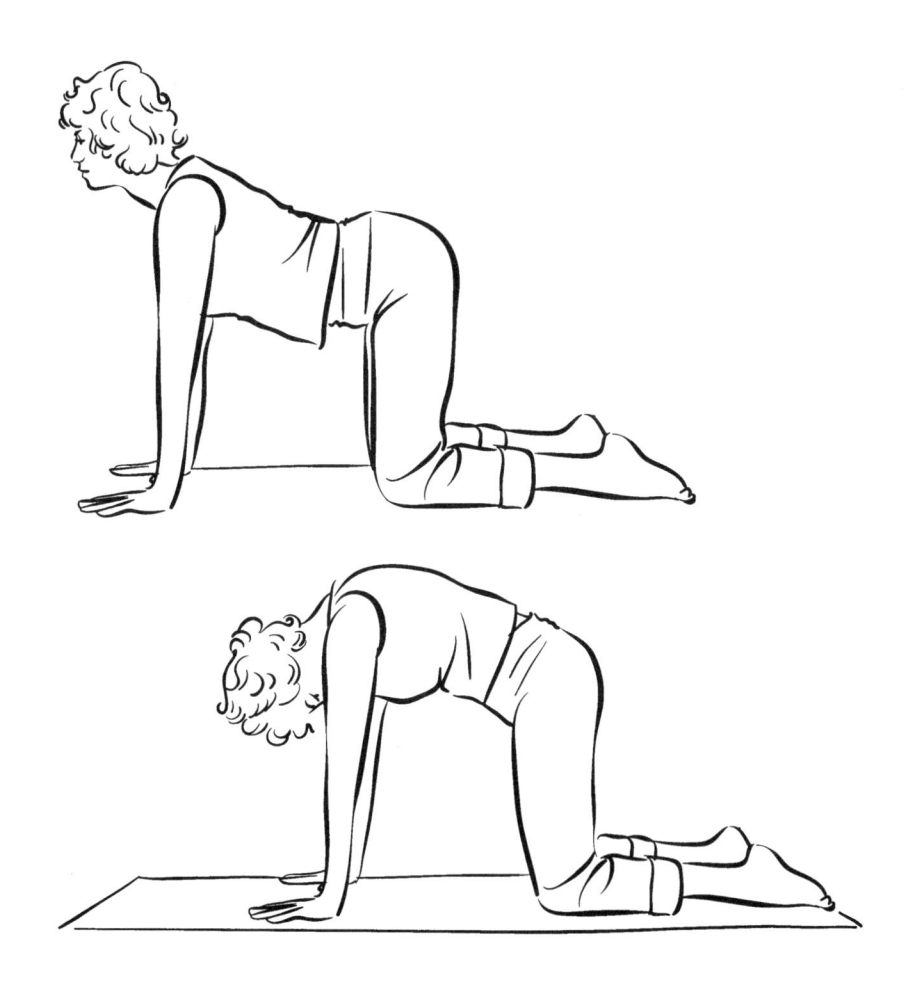

💬 チャイルドポーズ

正座の姿勢から，お尻をかかとの上に置いたまま，上半身を前に倒します。頭を床または手の上に置きます。腕は前に伸ばしても良いですし，膝の脇に置いても構いません。自然に呼吸します。

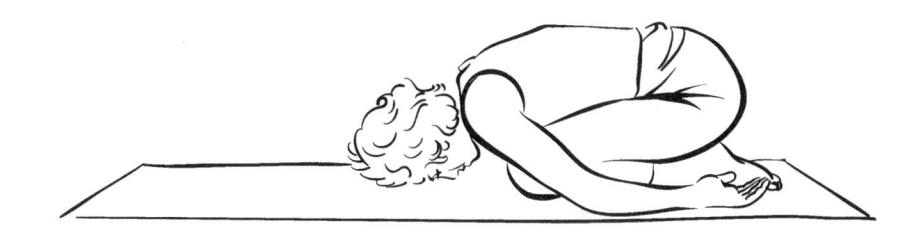

💬 鳥と犬のポーズ

両手と膝を肩幅に広げて四つんばいになります。右脚を後ろに伸ばしてお尻と同じ高さまで上げます。同時に，左腕を前に伸ばして肩の高さまで上げます。この姿勢で自然に呼吸をします。感覚，思考，感情の波にマインドフルなままでいましょう。自然な四つんばいの姿勢に戻り，左脚と右腕でも同じことをやってみましょう。

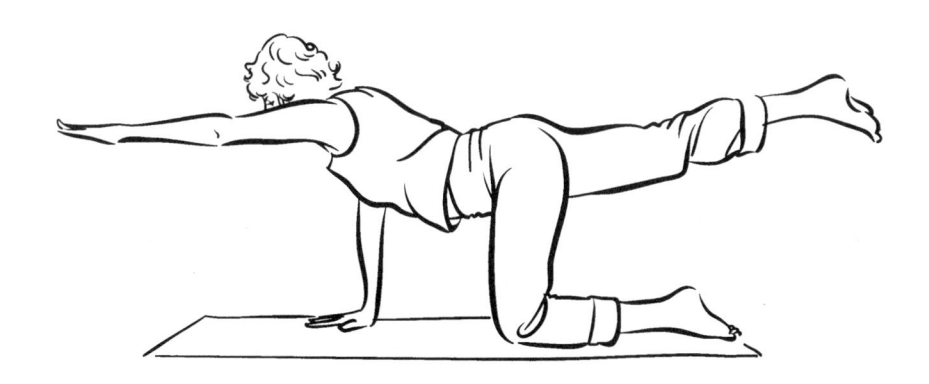

🗨 仰向けのポーズと全身ストレッチ

　腕を身体の左右に置いて仰向けになります。このとき，手の平は上に向け，2，3回自然に呼吸をします。息を吸いながら，両腕を床に沿って頭の上の方向に伸ばし，手の平を向かい合わせにします。息を吐きながら，腕を体の左右に戻します。

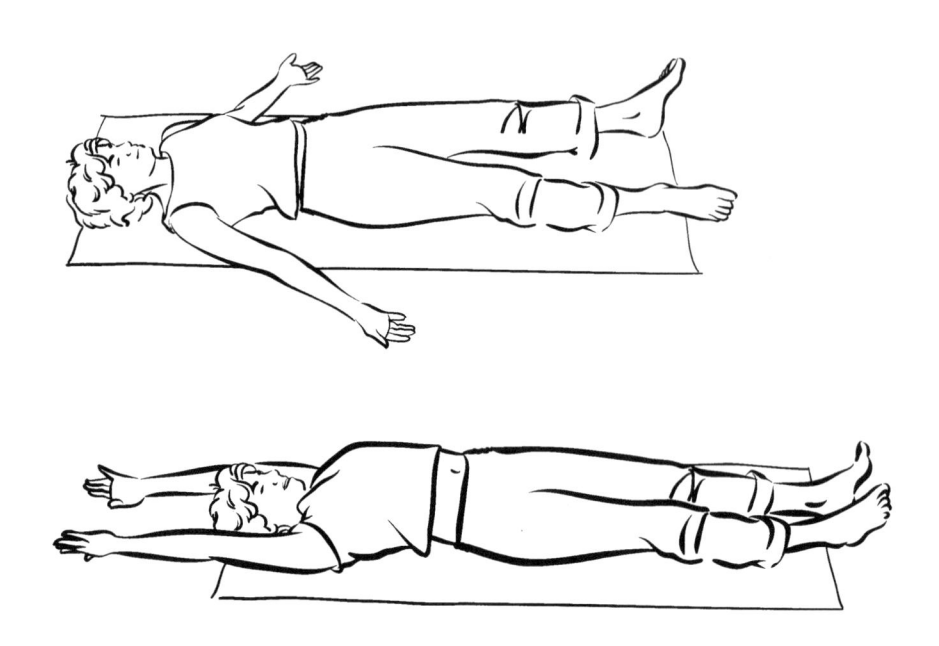

🍃 解放のポーズ

　仰向けの全身ストレッチをもう一度繰り返します。息を吸いながら両腕を頭の上方向に伸ばします。次に肩の位置まで腕を戻し，息を吐きながら，腕をゆっくりと広げてリラックスさせます。しばらく，腕と脇が広がる様を感じ，手の指も広げたままにします。自然に呼吸をしながら，目，口，鼻孔を開き，それらが開いている感覚を感じます。耳に意識を向け，周囲の音にオープンな状態になります。脚をゆっくりと広げてリラックスします。足の指の間に空間を感じます。この解放のポーズを味わいながら，皮膚にある毛穴のすべてが広がっていることに意識を向けます。これは"すべての可能性に自分を開く"という勇気のあるポーズです。

　しばらくの間，自分の人生を振り返ってみましょう。あなたは，思った通りの人生を送っていますか？　充実した人生を妨げるものを感じていますか？　自分の心に従ったり，人生の夢に対してオープンになったりしていますか？　息を吸って，吐きます。身体を広げて，解放させます。感覚，思考，感情の波にマインドフルなままでいましょう。

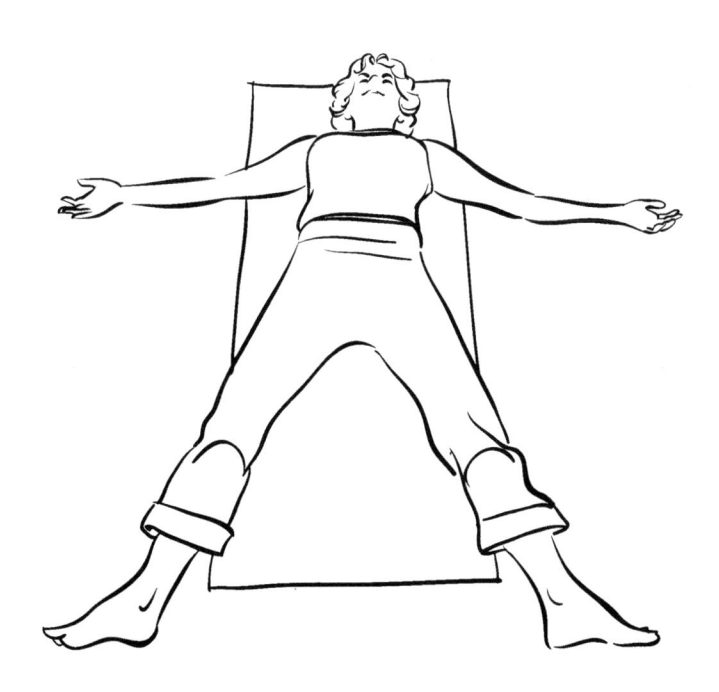

🗨 完全弛緩のポーズ

　腕を身体の左右に置くか，胸の上に置きます。どちらでもお好きなほうで結構です。目を閉じて，自然に呼吸をします。最後に行うのは，完全弛緩のポーズといわれる深いリラクセーションのポーズです。ヨーガを開始するときも重要ですが，動きを止めて静かにするときも重要です。この時間は，マインドフルヨーガの練習を消化・統合するため時間です。植物の成長に日光が不可欠であるのと同じように，夜の闇も成長に必要です。休息と成長は，互いにバランスを作り出します。同じようなことが，運動と静止でも言えます。息を吸って，吐きます。この世のすべての人が自由そして平安でありますように。すべての人に安全と平安が訪れますように。

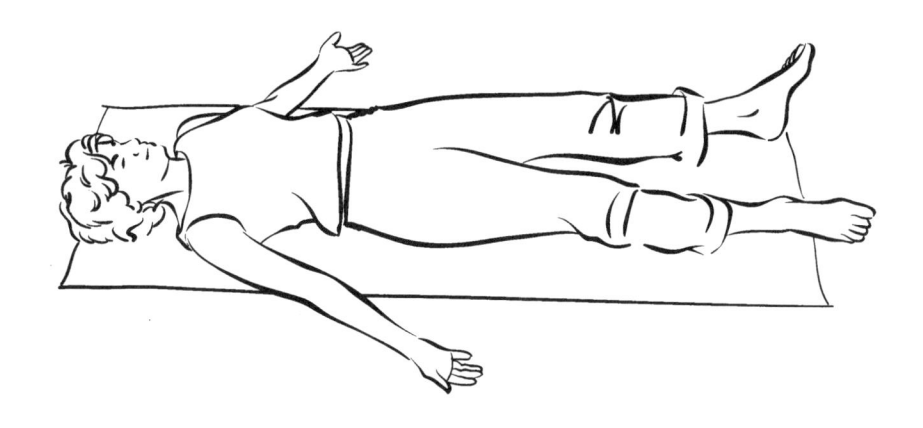

「マインドフル臥位ヨーガ」の記録

　この練習を初めて行ったら，少し時間を取って体験したことを書き留めてみましょう。心や身体のなかに何が湧き上がってきましたか？

いつものパターン

　静座瞑想の練習を続けると，身体の内外から来る感覚刺激だけではなく，思考や感情にも気がつくようになってきます。これがマインドフルネスを練習する重要な理由なのです。マインドフルネスは，私たちを不適切な行動に駆り立てる"背後にあるもの"について教えてくれます。とりわけ，健康，幸福，人間関係に関して必ずしも役に立たない生活パターンを浮き彫りにしてくれるという点で，このマインドフルネスは有益です。

　人間は習慣に従って生きる動物ですが，それは必ずしも悪いことではありません。習慣は，事前事後にあれこれと考えなくても，日常の課題をスムーズかつ効果的にこなすのを助けてくれます。しかし，このようなことを毎日繰り返すと，自動操縦を引き起こします。この自動操縦でストレスや不安に関わろうとすると，間違いなく逆効果になります。自動操縦のときは，自分がストレスや不安に対してどのような反応しているかに気がついていません。まして，どのような選択をしているかなど気がついてもいません。その結果，過去の経験にもとづいた習慣的な方法で，衝動的に反応してしまっている可能性があります。自動操縦のときは，刺激と反応のあいだに，別の方法を選択できるスペースがあることに気がつくことさえできないのです。一度パターンが確立してしまうと，電車の線路のように，そこから逸れることは難しくなります。しかしマインドフルネスは，このようなパターンから脱出する方法を示してくれます。そして，自分が何を行っているかをよりはっきりと示し，さらに重要なことですが，なぜそれを行っているかを教えてくれます。また，マインドフルネスの態度のひとつである初心（物事をあたかも初めてのように見る）を養うことで，自分に開かれている可能性についてより気がつくようになります。

　ここで，私たちがいとも簡単にいつもの行動パターンにとらわれてしまう例を紹介します。

　ある老人が，両膝の関節炎に苦しみ，足を引きずる生活を長年余儀なくされていたため，ついに人工関節に置き換えることを決意しました。術後の回復は遅く，もう身体的には良くなっているのに，足を引きずることが習慣になってしまっていたため，その歩みはおぼつかないものでした。何カ月もかけて理学療法士が自然に歩けるように援助をしました。その治療が終了しかけたある日，正午前にセッションが終わり，すぐにその理学療法士はランチに出かけました。その際，外でその老人が歩いているのを見かけましたが，驚いたことに，その老人は再び足を引きずっていました。その老人に近寄り尋ねると，「従兄といつものように歩いているだけさ」という答えが帰ってきました。

　私たちは不正確な思い込みや習慣にもとづいて，ひとりよがりな限界を作り上げてしまいがちなのは，悲しいことです。マインドフルネスなしでは，私たちは電気柵に囲まれた牛みたいなものかもしれません。最初，牛は柵にぶつかると電気ショックを受けます。すると，すぐに柵を避けるようになります。その時点で柵の電気を切ったとしても，牛は柵に二度と近寄りません。柵は簡単に壊れるので，自由はすぐ近くにあるのに，牛たちは自分たちの心によって閉じ込められているのです。これは，私たちにも当てはまらないでしょうか。

　変化への恐怖やいつものパターンというものは，そのようなものです。未知への恐怖が，"不快ながらも馴染んでしまっている問題（または心の痛み）"を上回ってしまうために，不健全なこと

を続けてします。これは悲しい事実です。多くの場合，未知のものに向き合うよりは，すでに知っているものに苦しむほうを，私たちは選んでしまいがちです。大切なことは，見識や視野を広げ，何が衝動的な反応を引き起こすきっかけなのかについて，まず関心をもつことなのです。

レジリエンスとストレス

　逆境に対してチャレンジと捉える人がいる一方，不安や恐怖を感じる人がいるのはなぜでしょうか？　このことを理解するための鍵となるのが，"レジリエンス"（resilience）です。"レジリエンス"は，物事を別の角度から見たり，上手に対応したりするのを助けてくれます。

　数十年前，心理学者のスザンヌ・コバサは，「ストレスに強い人は，困難に立ち向かうために必要なコントロール感やコミットメントが高く，逆境をチャレンジととらえる」ことを示しました（Kabat-Zinn, 1990）。ここでいうコントロール感とは，ストレスや不安に対して対処できるという確信を意味し，コミットメントとは，自ら最善を尽くして苦境に立ち向かうことを意味します。逆境をチャレンジととらえるとは，困難な状況でも歓迎し，学びと成長の機会とみなすことを意味します。この点について，イスラエルの社会医学者であるアーロン・アントノフスキーは，極限のストレス状態を生き抜いた人々を研究し，彼らが自分自身と世界に関する"ストレス対処力"をもっていることを発見しました（Kabat-Zinn, 1990）。このストレス対処力は，困難に出遭ってもそれに対処することができ，さらに教訓を与えてくれるものと考えられる能力を意味します。

　この点に関する具体例として，友人のフランクを紹介しましょう。彼は，若い頃にポリオを患い，数年間人工肺で過ごしました。そのため，ほとんど四肢麻痺の状態になり，右足しか動かすことができませんでした。しかし，彼はこの逆境にひるむことなく，右足だけで特別に操作できる車の運転を覚え，大学でコンピュータサイエンスを学び，口にくわえた棒でキーボードを操作して仕事をするようになりました。彼は，ファスナーの開閉も，食べることも，服を着ることも，かゆいところをかくことも自力ではできなかったため，毎日がチャレンジの連続でした。毎晩，寝る前には人工呼吸器を装着する必要もありました。彼に言わせると，「自分を世話するのは赤ん坊を世話するのと同じぐらい手間がかかる」状態でしたが，彼は人生に対して驚くほど肯定的でした。どうしてそんなに"レジリエンス"があるのかと尋ねられたところ，「ずっと昔に，こんなことで悩んでいても仕方ないと心に決めたんだ。悩むのは非生産的だからね。それで，物事の良い面を見るようにしているんだ」と返答してくれました。

　フランクは，コバサ博士やアントノフスキー博士がストレス耐性との関連を指摘した多くの特性をもっています。厳しいチャレンジと苦難だったにもかかわらず，彼は強いストレス対処能力をもって生活しています。彼は，たとえ大きな逆境でも克服できるチャレンジととらえられることを，身をもって示しています。未知の世界に入っていくのは恐ろしいことではありますが，そこで何を見つけ，どのような恩恵を受け，教訓を通してどのように成長するかは，誰にもわかりません。逆に，人生から逃げれば多くのことを失うかも知れません。

　自分の健康や幸福に対して悪影響を及ぼす古いパターンに気がつくために，マインドフルネスの練習をしてみましょう。初心をもって物事を見つめる能力が身に付くにつれて，新しい可能性が開

かれ，より自由になるための新しい道が見えてきます。

❑ 探ってみよう――いつものパターンを理解する

　少し時間を取って，あなたがイライラを感じたときについ従ってしまう，いつものパターンを振り返ってみてください。たとえば，イライラして，言ってはいけないことを言ってしまった経験はありますか？　イライラしたときに，つい何かを食べてしまいますか？　それとも，逆に食欲がなくなってしまいますか？　強迫的な思考やいろいろなことが頭のなかを駆け巡ることから一時的に解放されたくて，ある特定の行動やパターンをつい繰り返していませんか？　あなたの心のなかに浮かび上がったいつものパターンを探るための時間を少し取ってください。もし何も心のなかに浮かび上がらなかったら，人，食べ物，仕事について考えてみると良いでしょう。

_____
_____
_____
_____
_____
_____
_____
_____

　前の質問に対して記入した内容を踏まえ，今度は，もともとあったストレスやイライラにあなたがいつも付け加えてしまう，不適切な行動を考えてみてください。たとえば，夜更かしをして，睡眠を十分にとらないかもしれません。時間を節約するために不健康なファストフードを食べたり，頻繁に外食したりするかもしれません。お金を浪費したり，健康と幸福を犠牲にして，仕事に時間を使いすぎたりするかもしれません。少し時間を取って，もともとあったストレス，イライラ，人生の困難にあなたがいつも付け加えてしまっている，不適切な行動を書き出してください。

_____

_____

_____

_____

_____

_____

_____

_____

　人間は習慣に従って生きる動物です。定期的に運動したり，健康に気をつけて食事をしたりするなどは，とても良い習慣ですが，仕事をしすぎたり，十分に睡眠を取らなかったりするなどは，あまり良い習慣ではありません。多くの人の生活には，健康的な習慣と幸福・生活の質を損なう習慣が混在しています。日頃どのような生活を送っているのかマインドフルに探ることで，いつものパターンをより明確に見つめ，それを変えることができます。

　次へと読み進める前に，呼吸とつながるための時間を少し取ってください。そして，先ほど書き留めた内容をマインドフルに振り返ってください。その際，この探索で得られたものすべてに対して，思いやりをもって受け止め，整理してみましょう。

❏ インフォーマル練習——習慣に対してマインドフルになる

　先ほど，あなたはいつものパターンのいくつかを振り返り，それらを書き出したと思います。今後1週間，"健康と幸福に役立ちそうな習慣と，そうでない習慣の両方に対して，マインドフルになる"というインフォーマル練習をしてください。そして，これらの習慣にマインドフルになったときに，何が起こるかに注目してください。習慣に対してマインドフルになっていると，対応の選択肢が増えることがわかると思います。

練習の計画と振り返り

　下記は，この章のフォーマル練習です。今後1週間の予定にこれらの練習を入れてください。そして，1週間で最低5日は練習をするようにしてください。また，日によって練習内容を変えたり，組み合わせたりしてみましょう。マインドフル臥位ヨーガから始め，途中で瞑想を組み合わせても構いません。さらに，1週間に1回の割合で，練習の様子を振り返るための時間も予定に入れましょう。

フォーマル練習
☐静座瞑想
☐マインドフル臥位ヨーガ

マインドフルネスを日常生活で実践するためのインフォーマル練習が6つになりました。

インフォーマル練習
☐習慣に対してマインドフルになる
☐痛みに意識を向ける
☐ STOP
☐8つのマインドフルネスの態度をもって生活する
☐マインドフルネスを生活のなかに織り込む
☐マインドフルに食べる

フォーマル練習記録表

　フォーマル練習をするたびに，下記の記録表に記入してください。そして，練習の様子を振り返ってみましょう。あなたにとって一番良いパターンに気がつきましたか？　この練習を継続するために，どんな改善ができましたか？

日付／練習	時刻	練習中に湧き上がった思考・感情・感覚／練習後の感想

インフォーマル練習の振り返り

　少なくとも1つのインフォーマル練習を毎日振り返る時間を取りましょう。毎日振り返ることで，インフォーマル練習を深めることができます。

練習	状況	練習前に気がついたこと	練習後に気がついたこと	練習で学んだこと

第7章

不安とストレスのための瞑想

　本書をここまで読み進めてきて，ストレス反応とそれが幸福に及ぼす悪影響，さらにマインドフルネスがいかに役立つかについての理解がかなり進んだと思います。また，あなたが抱えているストレッサーやそれが生活に及ぼす影響，ストレス反応や不安を高めてしまいがちないつものパターンについても探索したと思います。これらの知識と探索を深めていくにつれて，インフォーマル練習とフォーマル練習（マインドフルチェックイン，マインドフル呼吸法，ボディスキャン，マインドフル静座瞑想）の両方を試してみようという気持ちが高まったのではないでしょうか。そして，これまで学んできた知識，探索，練習を，本章で学ぶ"不安とストレスのための瞑想"に統合する準備ができていると思います。本章で紹介する練習は，マインドフル呼吸法，ボディスキャン，思考と感情のマインドフルネスに，新しい練習（マインドフル自己探求）を組み合わせるものです。これまで紹介した探索と練習を進めることで，マインドフルネスを養い，ストレスに対処できるようになりますが，さらにマインドフル自己探求を付け加えることで，あなたの練習はより効果的になります。なぜなら，あなたの人生やストレスに最も関連の深い事柄や状況に集中的に取り組めるようになるからです。

マインドフル自己探求

　マインドフル自己探求とは，自分の心や存在の本質を追究することです。本書で紹介する自己探求では，ストレスや不安に関連すると思われる身体感覚，感情，思考を探求します。あなたは，日頃あまりにも忙しいため，自己探索のための時間がほとんど取れていないと感じているかもしれません。しかし，この探索は，試す価値が大いにあります。なぜなら，日頃意識されることが少ない恐れなどを，浮き彫りにしてくれるからです。

　マインドフル自己探求を練習する際，心身のなかにあるストレスや不安と関連する感情に優しく意識を向け，それを受け止め，あるがままにします。これは，分析したり，抑圧したり，助長したりせずに，その感情と共にいることを意味します。こうすることに恐怖を感じるかもしれませんが，心配，焦り，痛々しい記憶，対処しにくい思考・感情などを感じ，受け止めようとすると，それらが消えてしまうことが多いのを覚えておいてください。闘ったり，避けたりするためにエネルギーを使うのではなく，それらと共にいることで，あなたが懸念していることを洞察する機会が得られます。懸念の根底にあるものを理解しはじめると，あなたの心のなかに広大な自由の感覚が自然

に現れてきます。これは，不快な感情から逃げたり，分析したりするのではなく，その感情を信頼し，共にいることを学習するプロセスなのです。多くの場合，これはあなたに大転換をもたらします。なぜなら，感情は，幸福になるために知る必要があることを繰り返し示してくれるからです。

❏ インフォーマル練習──RAIN

　本章の少し後で，ストレスと不安に関する自己探求のための瞑想を紹介します。当面，マインドフル自己探求のためのインフォーマル練習として，下記のRAINを利用してください。

　　R：強い感情が現れたときにそれを認識する（recognize）。
　　A：そこにあるものを受け止めたり（acknowledge），あるがままにしたりする（allow）。
　　I：身体，感情，思考を吟味する（investigate）。
　　N：そこにあるものを自分と同一化しない（non-identify）。

　このRAINは，洞察を得ることのできる自己探求練習であり，日常生活のなかで強い感情反応を引き起こすきっかけを発見するのに役立ちます。今後1週間は，強い感情を感じることがあったら，それをしっかりと認識し，あるがままにしてください。そして，心や身体で感じたことを吟味し，その感情の影響であなたがどうなったかを観察してください。RAINの最後の要素である，"自分と同一化しない"ということは，とても大切です。なぜなら，心のなかで大きく膨らんだ物語を萎ませ，"強い感情は単に一過性の心の状態であり，自分自身ではない"ことをよく理解させてくれるからです。これは，ちょうど映画館に行き，椅子にくつろいで座り，俳優がドラマを演じるのを眺めるようなものです。"心が作り出す物語は一過性のものであり，自分自身ではない"ことを理解することで，心のなかの落とし穴に落ちなくなります。その結果，物事をあるがままにしておけるスペースを心のなかに作り上げ，恐れ，怒り，悲しみを駆り立てるものへの理解を深められるようになります。そして，心が作り出す物語に影響を受けることなく，状況を異なった観点で見つめ，対応を選択する自由も得ることができます。

感情に向き合う

　対処しにくい感情に向き合うということに，違和感をもつ人がいるかもしれません。なぜなら，私たちの社会では，苦痛を抑圧，否認，根絶することが強調されるほうが多いからです。しかし，この機会に，苦痛を避けたり，無視したりするのではなく，自分自身の一部として受け止めてみませんか？　もし苦痛から逃げる代わりに，これをある種の通過儀礼として見つめるようになれば，あなたにとって学びと成長の機会となり，苦悩に結びついてきた状況も変化させることができるでしょう。
　あなたは，これまでに，実際は死亡の保険なのに，「生命保険」と呼ぶことに疑問をもったことがありませんか？　また実際は病気の保険なのに，「健康保険」と呼ぶことに疑問をもったことがありませんか？　これらの疑問をもつことは馬鹿げたことに思えるかもしれません。ですが，メディ

アや私たちの社会がいかに難しいトピックから焦点を逸らしているかを改めて感じさせてくれます。私たちは，若いままでいること，強靭な肉体をもつこと，病気・悲しみ・不安が訪れたらいつでも薬に頼ること，などのメッセージにつねに曝されています。薬を服用することは，時には健康や幸福にとって不可欠ですが，ストレス，苦しみ，病気に対する"レジリエンス"を養うことも重要なのです。

対処しにくい感情，ストレス，不安，痛みに向き合うことは，決して容易ではありません。これらに向き合うことは時に危険なことかもしれませんが，避けたい気持ちに打ち勝たなくてはなりません。なぜなら，実は逃げても無駄だからです。ストレスや不安や痛みに何の対処もしないと，それらが大きくなり，最終的には抱えることができないほど巨大になってしまいます。フランツ・カフカは，「お前はこの世のさまざまな苦しみから身をひくことができる。それはお前の自由に委ねられているし，お前の性分次第である。けれどもまさにこの〈身を引くこと〉こそ，ひょっとするとお前の避けることのできる唯一の苦しみであるかもしれない」（フランツ・カフカ／吉田仙太郎＝編訳（1996）『夢・アフォリズム・詩』平凡社ライブラリー［103］）と言っています。

◯ ボブのエピソード——自己探求

何年も前に，私はマインドフルネス・ストレス低減法のプログラムについて，ある病院管理スタッフと電話で話をしていました。そのとき，このスタッフはプログラムに協力的ではないと感じました。そして，会話が進むにつれて，そのスタッフに腹が立ち，もう少しで食ってかかるところでした。幸いにも，時計に目をやると，人と会う約束があったので，電話を切ることにしました。

約束の人と会った後，さっきの電話が思い出され，また腹が立ってきました。そこで，瞑想をして落ち着こうとしましたが，すぐに電話のことに心が完全に奪われてしまいました。私は苛立ちはじめ，「この瞑想が終わったら，電話をして文句を言ってやろう」と思いました。瞑想中に心がさまよっていることに気がついていましたが，先ほどの電話のことで腹が立ち，どうやって仕返しをするかを考えてしまいました。しかし，次第に私はそのスタッフとのやりとりの内容から勝手に話を膨らませて怒っていることに気がつき，さらに自分の心を吟味する必要があると思いました。

私は，怒りを自覚し，それを受け止めるところからマインドフル自己探求を始めました。その際，怒りについてあれこれと考えずに，ただ怒りを見つめてみようとしました。このことは難しく，心地良い作業ではありませんでした。そして，自分が折に触れて繰り返し衝動的に反応してしまっていたことに気がつきました。そのうちに，強い悲しみが湧き上がってくるのを感じ，その悲しみも同じように見つめてみました。やがて，マインドフルネス・ストレス低減法のプログラムが他の病院管理スタッフからも理解されなかった以前の記憶がよみがえってきました。"理解されない"という気持ちを見つめるにつれて，私はもっと大切なことがあると感じはじめました。すると，ある深い洞察が次第に現れてきました。"周りから理解されず，受け入れてもらえない"という，私がよくもつ気持ちに気がつきました。洞察を深めると，他の人から承認をもらおうとして，私がどれだけ多くのエネルギーを費やしていたかに気づかされました。このことを認めるのは苦痛でしたが，認めることで私の心は大きく解放されました。私は怒りのきっかけを理解し，その病院管理スタッフとの「対立」を継続させることもエスカレートさせる必要もないことがわかりました。実際，もう一度会話を振り返ってみると，そのスタッフは私に協力しようとしていたのに，私の否定的な勘違いやいつものパターンが障害になっていたことに気がつきました。

心に出会う

マインドフル自己探求では,自分についてもっと深く知りたいと思う気持ちを受け止め,それを吟味するようにします。これは難しい作業かもしれませんが,恐れなどの対処しにくい感情に向き合うことで,心のなかに隠れていた宝物を見つけ出すことができます。このように対処しにくい感情を受け止め,探索することで,より深い理解,共感,平安への道が開かれます。

❏ フォーマル練習──ストレスと不安に対するマインドフル自己探求

マインドフル自己探求は,横になった姿勢や背筋を伸ばして座った姿勢で練習しても良いのですが,横になって眠ってしまうのなら,姿勢を正すように心がけてください。下記の教示文をゆっくりと読みながら,全神経を集中させて練習してください。

まず,瞑想に貴重な時間を捧げている自分自身を褒めましょう。そして,この練習が愛の行為であることを自覚しましょう。

心が落ち着き,今この瞬間に意識が向くにしたがって,自分が今抱えているものに気がつくようになってきます。もしかしたら,それは今日の出来事に関する感情や思考かもしれません。もしかしたら,最近自分のなかで起きていることかもしれません。

自分のなかに何があっても,それを受け止めます。分析したり評価したりせずに,あるがままにします。

いつものように自然に呼吸をしながら,少しずつ意識を呼吸に移していきます。そして,息を吸い込むときは,息を吸い込んでいることを意識します。息を吐くときは,息を吐き出していることを意識します。

意識を呼吸に向けていきます。腹部に意識を集中させ,腹部が息を吸うたびに膨らみ,息を吐くたびに萎むのを感じます。

一つひとつの呼吸を大切にしながら,呼吸をします。息を吸って,吐きます。呼吸が現れては消える様子を観察します。ただ呼吸します。

次に,ゆっくりと意識を呼吸から身体のなかの感覚に移していきます。

これから身体の各部位を順にスキャンしていきます。ボディスキャンをする際,どのような感覚があっても,それを受け止めていきます。そして,私たちは簡単に思考に巻き込まれてしまうため,感じる感覚に集中することが大切です。瞬間瞬間の感覚の波に乗るだけにします。また,思考や感情にも気がつくかもしれません。それらに巻き込まれたり,分析したり評価したりせずに,ただそれらに注目します。

次に,ゆっくりとボディスキャンからマインドフル自己探求に移していきます。これから,知らないうちに不安や恐れをかき立てているかもしれない思考や身体感覚を探ります。

意識を,恐れや不安などの対処が難しい感情にゆっくりと移していきます。心や身体のなかで感情がどのように感じられるのかということに意識を向け,そして,その感情を受け止めるようにします。

これから探索を始めるにあたって,まず安全かどうかを自分の心に尋ねてみましょう。もし安全だと感じなければ,次の機会にチャレンジしてみましょう。そして,今回は呼吸と共にいるだけにします。

少し時間を取って自分をチェックしてみましょう。もしこれから紹介する方法で探索を続けたくない場合は，自分自身に耳を傾けます。あなたに話しかけてくるのは，自分自身の賢くて思いやりのある心かもしれません。次の機会にこの探索ができることを忘れないようにしましょう。もし続けたくないと感じたら，呼吸に意識を向けましょう。

もし安全だと感じるのであるなら，心と身体に意識を向け，どのような身体感覚，感情，思考があっても，それらを受け止めるようにします。そして，分析したり，あれこれ考えたりしようとせずに，それらをあるがままにします。

探索のなかで，恐れや不安などの対処しにくい感情を引き起こす思考や記憶を山のように発見するかもしれません。今まで受け止めてこなかったものを受け止めはじめると，新たな洞察と理解への道が開かれます。自分の感情に向き合うと，自分が何について心配し，怒り，悲しみ，当惑しているかがわかるようになるかもしれません。

"感情を受け止めないと，その感情が大きくなってしまうこと"，そして"感情と闘うのではなく，共にいようとすることが，感情のもつ力を弱くすること"を理解するかもしれません。

心と身体が感じるままにします。そして，感じていることを受け止めます。感情，思考，身体感覚が必要としている方向に流れるようにします。

恐れなどの対処しにくい感情を受け止めることで，より深い理解，共感，平安への道が開かれます。

次に，ゆっくりとマインドフル探求を止めて，意識を思考や感情の流れに向けていきます。快・不快の評価をせずに，心を観察していきます。瞬間瞬間の心のさまざまな産物を受け止めていきます。野原に寝転がって雲の流れを眺めるように，心を見つめます。

心がひとりでに動くことに気がつくかもしれません。心は，分析したり，詮索したり，計画したり，思い出したり，比較したり，対比したりします。そして，夢を見たり，空想したり，好き嫌いを抱いたりします。あれこれと忙しく考え，いろいろな思考が現れては消えていきます。思考は単なる思考であると理解しながら，思考が現れては消えるのをただ観察します。

自分を"心の気象学者"だと思ってみましょう。心の天候パターンを，評価せずにただ見つめるだけにします。思考は，現れては消えていきます。現れては消えるのをただ観察しましょう。それらは，単なる思考にすぎません。

平静さとバランス感覚をもちながら，内側に湧き上がってくるものにスペースを与えられるようになると，流れに身を任せられるようになります。闘ったり抵抗したりする代わりに，森羅万象が変わることについて深く理解するようになるでしょう。

もし不安，苦痛，悲しみ，怒り，混乱の最中でも，これらにスペースを与えることができると，それらは次第になくなっていくでしょう。

次に，心の状態の観察を止めて，呼吸に戻り，息を吸ったり吐いたりする際の身体全体を感じていきます。息を吸う際の膨らみと息を吐く際の萎みを，身体全体で感じていきます。身体を単一で完全な器官であることを感じていきます。

最後に，もう一度この瞑想を練習したあなた自身を褒めましょう。そしてこれがあなたの健康と幸福に貢献していることを理解しましょう。これが愛の行為であることを自覚できますように。そしてすべての人に平安が訪れますように。

「ストレスと不安に対するマインドフル自己探求」の記録

　この練習を初めて行ったら，少し時間を取って，心や身体のなかに湧き上がってきたことは，どんなことでも書き留めてみましょう。

_____

_____

_____

_____

_____

_____

_____

_____

❏ フォーマル練習——マインドフル立位ヨーガ

　マインドフルヨーガは，呼吸，身体の動き，姿勢，思考，感情に意識を向けるものであることを，もう一度お伝えしておきます。動きの邪魔にならないようなゆったりとした服を着てください。そして，十分なスペースがあることを確認してください。また，ヨーガマットを使うことをお勧めします。練習を始める前に，この練習で行う姿勢を把握するために，次ページからの一連のイラストを先に見ておいてください。イラストに添えられた説明を読んで練習をすることもできます。もしこれまで定期的にヨーガをしてこなかったり，身体がとても固かったりする場合は，練習時間を15分間から始めて，徐々に延ばすのが良いでしょう。この点に関しては，あなた自身の身体の声に耳を傾けてください。第6章にあるマインドフル臥位ヨーガの注意点をもう一度読んでください。そして身体に対する知恵と思いやりをもって練習をしてください。

💬 山のポーズ

　腕を身体の横に付けて，背筋を伸ばして立ちます。この時，手の平は軽く開きます。身体を前や後ろに傾けないようにして，頭を両肩のちょうど真ん中に来るようにします。体重が両足に均等にかかるようにし，両膝，腰，両肩が一直線になるように立ちます。そして自然に呼吸をします。

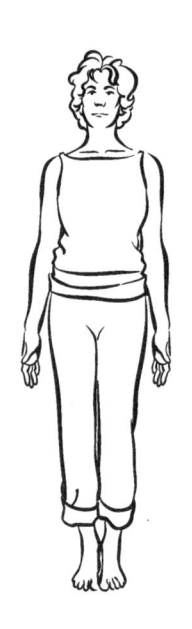

💬 立位全身ストレッチ

　息を吸いながら，腕を広げるようにして頭上まで上げ，手の平を向かい合わせにします。目は真っ直ぐ正面を見ます。両腕や身体を上に伸ばします。息を吐きながら，そして意識を向けながら，ゆっくりと腕を身体の横に戻します。息を吸って，吐きます。この動作をさらに2回繰り返しましょう。

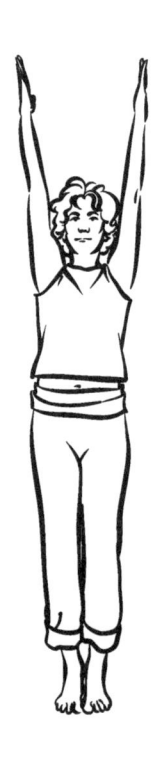

💬 腕の水平ストレッチ

　息を吸いながら，両腕を左右に伸ばしたままで両肩の高さまで上げます。このとき，手の平は外側，指の先は上を向くようにします。または，手の平を下に向けたまま腕を肩の高さまで上げた後，手の平が外に向くように手首を曲げても構いません。息を吐きながら，そして意識を向けながら，ゆっくりと腕を身体の横に戻します。息を吸って，吐きます。この動作をさらに2回繰り返しましょう。

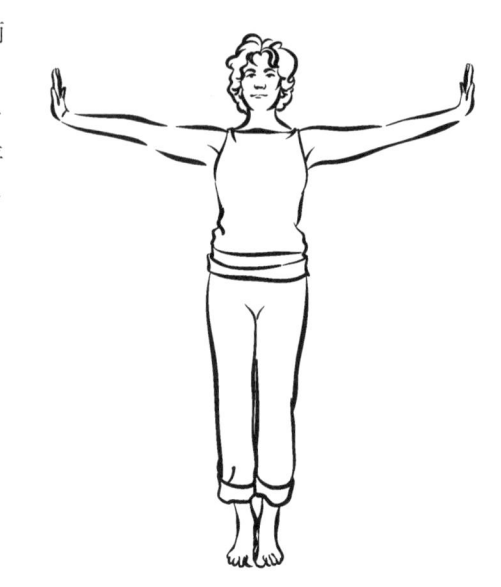

💬 片腕ストレッチ

　自然に呼吸をしながら，右腕を空に向かって大きく伸ばします。同時に，左足のかかとを持ち上げ，左のつま先で立つようにします。ゆっくりと身体を緩め，山のポーズに戻ります。反対側でも同じ動作を行いましょう。

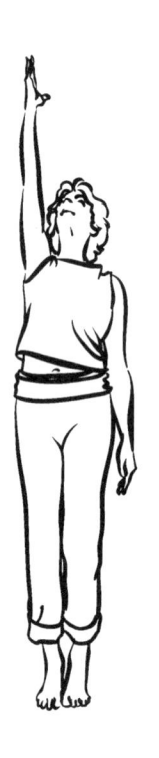

🗨 体側ストレッチ

息を吸いながら，両腕を頭上に上げます。両手の親指同士を組んで，息を吐きます。息を吸いながら，背伸びをします。次に，息を吐きながら，身体を正面に向けたままで右側に曲げます。息を吸って，吐きます。このとき，感覚，思考，感情の流れに対してマインドフルなままでいましょう。両腕を上に伸ばしたままで直立姿勢に戻し，息を吐きながら，ゆっくりと腕を身体の横に戻します。この動作を反対側でも行いましょう。

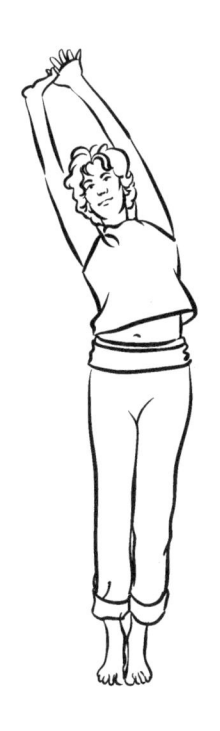

🗨 肩回し

山のポーズで立ち，意識を向けながら両肩を前方向から後ろ方向に回し，反対方向にも回してから自然な姿勢に戻ります。

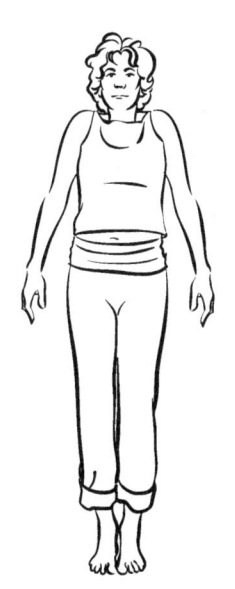

💬 **首ストレッチ**

　肩を持ち上げずに，首を傾けて，右耳を右肩にゆっくりと近づけます。そして，自然に呼吸をします。息を吸って，吐きます。反対側でも同じ動作を行いましょう。

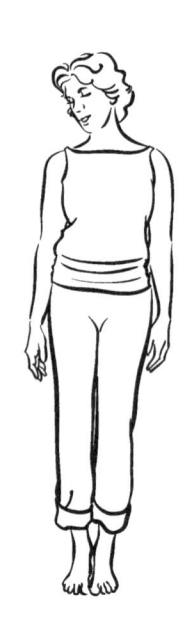

💬 **斜め方向の首ストレッチ**

　肩を持ち上げずに，右耳を右肩にゆっくりと近づけます。右腕を身体の横に付けたまま，右手の平を開いて，正面に向けます。首を斜めに傾けて，右の手の平を見ます。自然に呼吸をします。そして，最初の姿勢に戻った後，反対側でも同じ動作を行います。最後に山のポーズに戻ります。

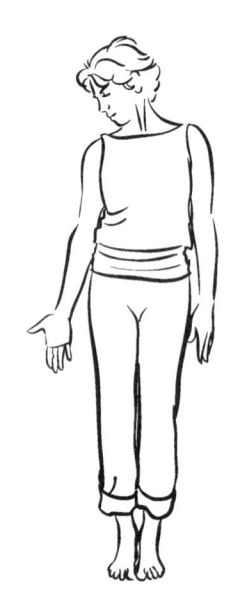

🗨 立位全身ストレッチ

　全身ストレッチを繰り返します。息を吸いながら，両腕を頭上に上げます。息を吐きながら，そして意識を向けながら，ゆっくりと腕を身体の横に戻します。この動作をさらに2回繰り返しましょう。

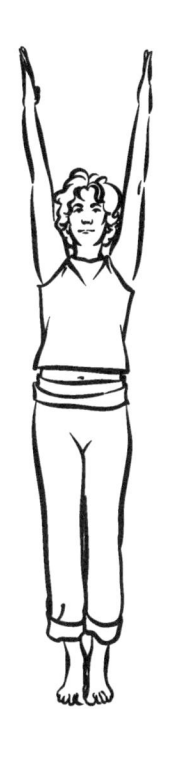

🗨 立位ひねり（その1）

　両手を腰に置き，息を吸いながら，背筋を伸ばして立ちます。息を吐きながら，腰を前に向けたままで上半身を右側にひねり，右肩越しに後ろを見ます。感覚，思考，感情の流れに対してマインドフルなままでいましょう。自然に呼吸をします。そして，身体を緩め，最初の姿勢に戻ります。反対側でも同じ動作を行いましょう。

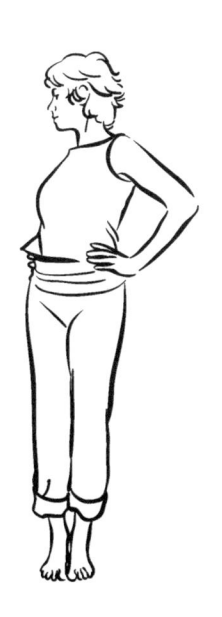

● **立位ひねり（その2）**

 立位ひねりを両方向で行いますが，今回はつま先を前に向けたままで全身をひねります。身体を緩め，山のポーズに戻ります。

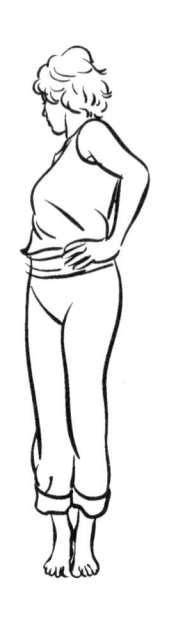

● **中心位置**

 ゆっくりと両膝を曲げ，やや前屈みになり，それぞれの手を太股に置きます。自然に呼吸をします。その姿勢を維持しながら，両腕を背骨のラインに沿って頭の上に伸ばします。このとき，両手の平は向かい合わせにします。自然に呼吸をします。そして，山のポーズに戻します。

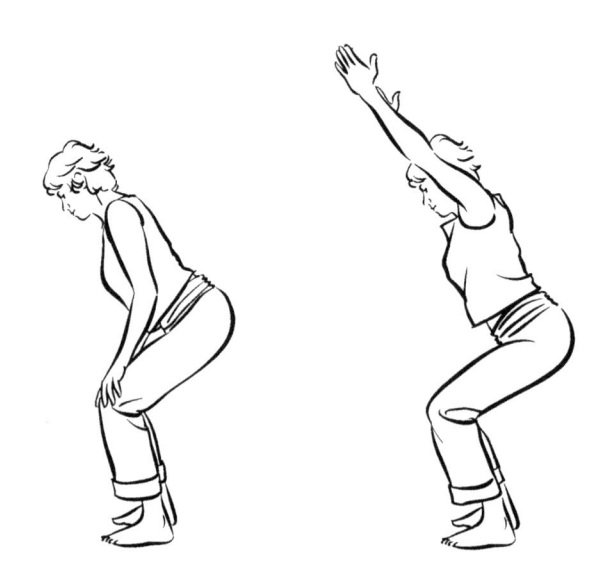

🗨 前屈

　息を吸いながら，両腕を頭の頭上に伸ばして全身ストレッチをします。次に，息を吐きながら，ゆっくりと両手を床に向かって降ろします。息を吸う必要がある場合は，身体の動きを一旦止めます。それから，息を吐きながら，さらに身体を前に曲げていきます。このとき，両膝を軽く曲げても構いません。心地良いと感じる範囲で，できるだけ上半身を下に降ろし，数回自然に呼吸をします。息を吸いながら，ゆっくりと最初の姿勢に戻り，息を吐きながら休みます。それから，山のポーズに戻ります。この動作を3回繰り返しましょう。

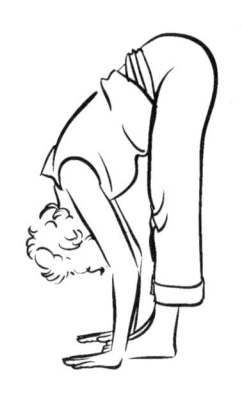

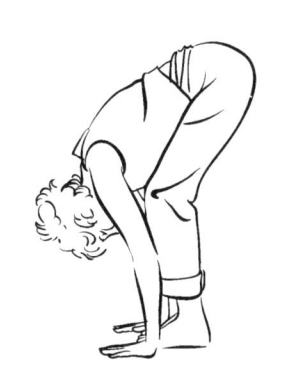

🗨 立位全身ストレッチ

　全身ストレッチを繰り返します。息を吸いながら，両腕を頭の上まで伸ばします。息を吐きながら，そして意識を向けながら，ゆっくりと腕を身体の横に戻します。息を吸って，吐きます。この動作をさらに2回繰り返しましょう。

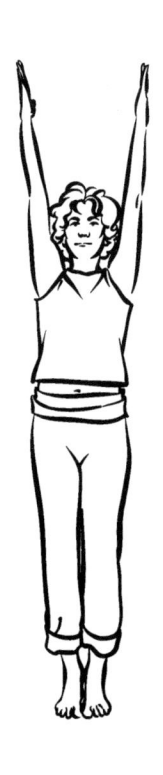

🍃 バランスポーズ（その1）

　このポーズをする際，バランスが取れるようになるまで何かにつかまるようにしましょう。山のポーズから始め，両膝，腰，両肩が一直線に並び，両足に体重がバランスよくかかるようにします。次に，左足をしっかりと床に付け，心地良くバランスを維持できる範囲で，右膝を曲げて上げます。自然に呼吸をしながら，感覚，思考，感情の流れに対してマインドフルなままでいましょう。身体を緩めた後，反対側でも同じ動作を繰り返しましょう。バランスがうまく取れるようになったら，膝をより高く上げ，両腕を頭の上に伸ばしましょう。

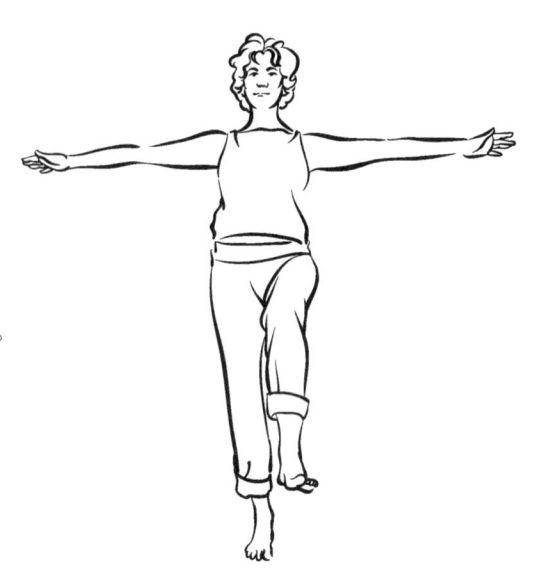

🍃 三角のポーズの変形

　山のポーズから始めます。まず，右足先を90度回させ，両足でTの字をつくります。次に，右脚を大きく横に踏み出し，両足に均等に体重をかけながらバランスを取ります。自然に呼吸をします。右膝を曲げて，右側に身体を傾けます。このとき，右太股に右前腕を乗せます。左腕を左耳に付けながら頭の上に伸ばし，自然に呼吸をします。左腕から左脚まで一直線にして，左半身が上下対称になるのを感じます。そして，山のポーズに戻って，同じ動作を反対側でも行いましょう。

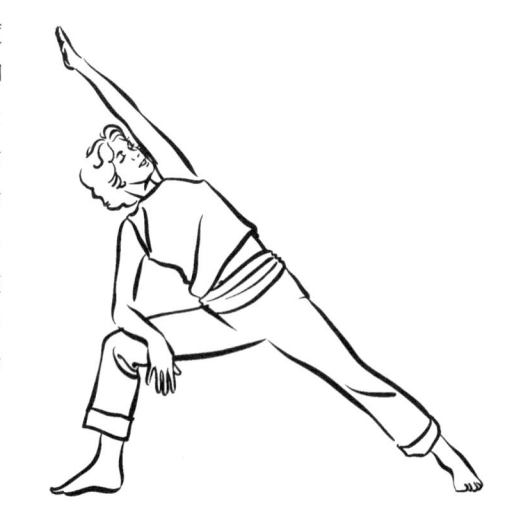

🍃 三角のポーズ

　三角のポーズの変形を繰り返しますが，今回は，右脚を真っ直ぐ伸ばしたままで行います。まず，右腕を右肩の高さまで上げます。次に，身体を右側に曲げ，右手で軽く右の足，またはくるぶし，または脚をつかめるようにします。息を吸って，吐きます。それから，左腕を天井に向けて伸ばし，顔も天井に向けます。左半身では，左足から左手の指先までかけて，長い対角線をつくります。自然に呼吸をしながら，感覚，思考，感情の流れに対してマインドフルなままでいましょう。この動作の反対の順番で山のポーズに戻ります。そして，反対側でも同じ動作を行いましょう。

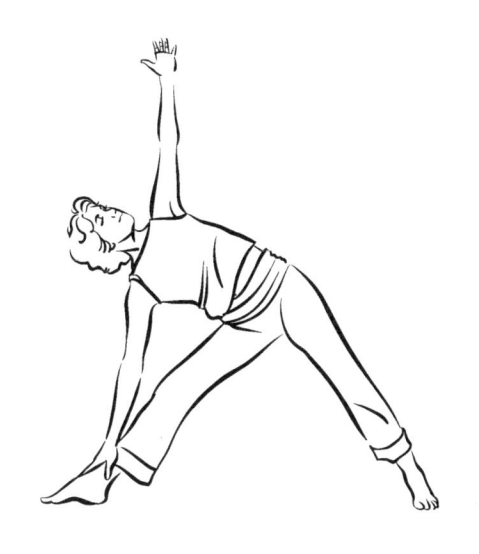

🍃 バランスポーズ（その2）

　このポーズをする際，バランスが取れるようになるまで何かにつかまるようにしましょう。山のポーズから始め，両膝，腰，両肩が一直線に並び，両足に体重がバランスよくかかるようにします。次に，左足をしっかりと床に付け，右膝を曲げて背中側に回し，右手で持ち上げます。このとき，右のくるぶしやズボンの裾をもち，可能であれば，かかとをお尻に近づけるように引っ張り上げます。左腕を天井方向に伸ばし，自然に呼吸をします。身体を緩め，数回マインドフルに呼吸をし，それから反対側でも同じ動作を行いましょう。

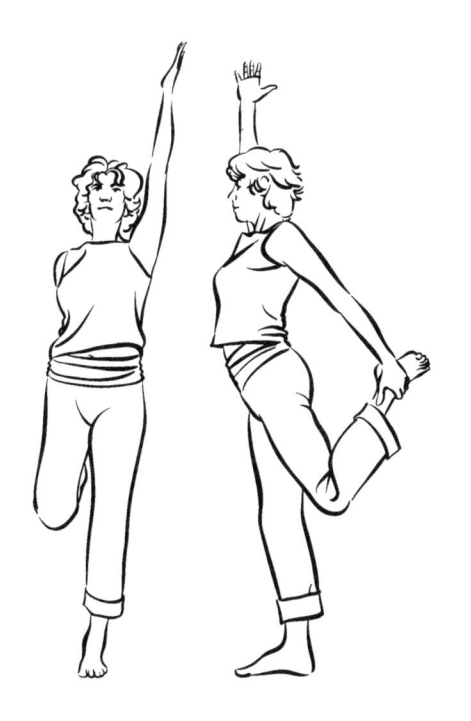

戦士のポーズ

　山のポーズから始めます。まず，右足先を90度回し，両足でTの字をつくります。右脚を大きく横に踏み出し，両足に均等に体重をかけながらバランスを取ります。自然に呼吸をします。両腕を肩の高さで真っ直ぐに伸ばします。左脚はそのままにして，右膝を曲げます。そして，右手の先方向に顔を向けます。このとき，背骨は床に対して垂直になるようにしましょう。自然に呼吸をします。ゆっくりと身体を緩め，山のポーズに戻ります。数回，自然に呼吸し，反対側でも同じ動作を繰り返しましょう。最後に，山のポーズに戻り，数回呼吸をします。

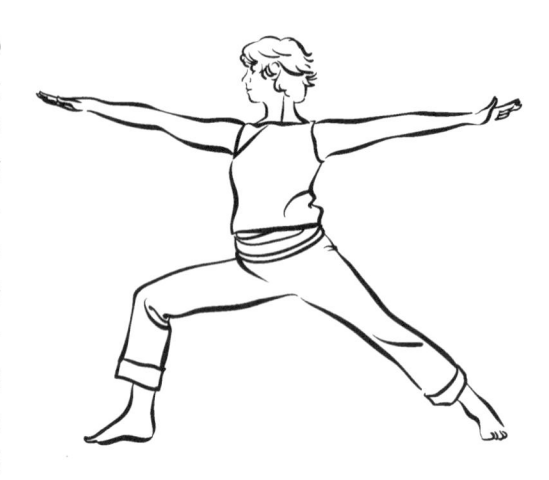

立位全身ストレッチ

　全身ストレッチを繰り返します。息を吸いながら，両腕を頭の上まで伸ばします。息を吐きながら，そして意識を向けながら，ゆっくりと腕を身体の横に戻します。息を吸って，吐きます。この動作をさらに2回繰り返しましょう。

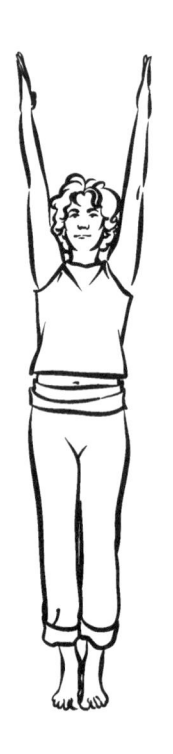

🗨 下向き犬のポーズ

まず、四つんばいになります。次に、息を吸いながら、腰とお尻を上げ、逆Vまたは逆Uの字を身体でつくるようにします。このポーズは身体に負担がかかるため、自然に呼吸をしながら、ゆっくりと行います。最初は、少し両膝を曲げても構いません。柔軟性を高めるために、左右のかかとを順番に床に付けて、脚ストレッチをします。柔軟性がついてきたら、両足のかかとを同時に床に付けましょう。身体を緩め、山のポーズに戻ります。

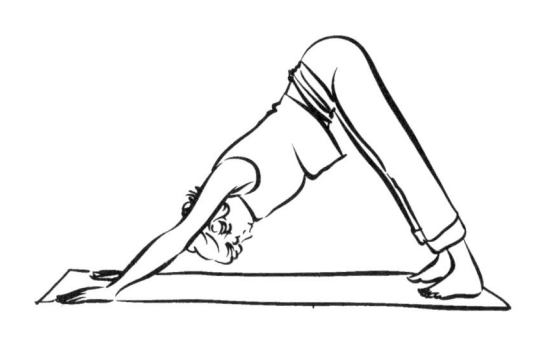

🗨 立位全身ストレッチ

全身ストレッチを繰り返します。息を吸いながら、両腕を頭の上まで伸ばします。息を吐きながら、そして意識を向けながら、ゆっくりと腕を身体の横に戻します。息を吸って、吐きます。この動作をさらに2回繰り返しましょう。

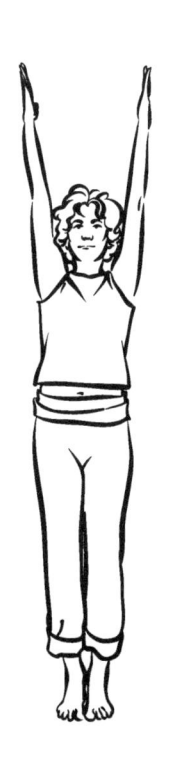

🕮 座位ストレッチ

　ゆっくりと床に座ります。このとき，両脚を身体の前で伸ばし，背筋を伸ばして座ります。胸をはり，自然に呼吸をします。そして，ゆっくりと身体を緩めます。

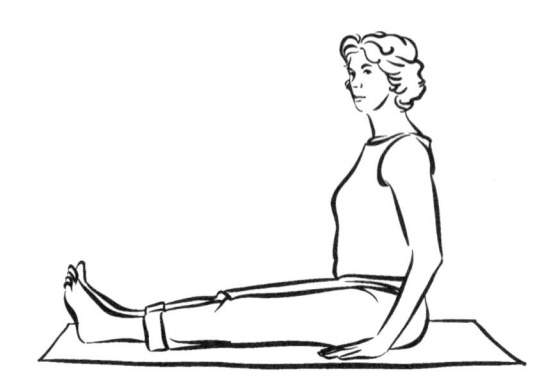

🕮 股間ストレッチ

　座った姿勢から，両膝を曲げ，両足の裏同士をくっつけるようにします。このとき，両膝が外側に突き出るようにします。ゆっくりと両足を身体の中央に引き寄せ，心地良いと感じる範囲で，できるだけ股間に近づけます。このとき，足を手でもって，股間に近づけても構いませんし，手を背中側の床に付けて，身体を押し出すようにして足に近づけても構いません。自然に呼吸をしながら，感覚，思考，感情の流れに対してマインドフルなままでいましょう。

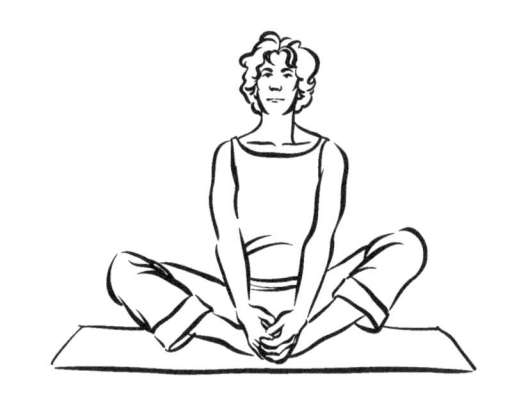

片足前屈

股間ストレッチの姿勢から，右脚を床に付けながら前方に伸ばします。左足は，可能な範囲で股間にもっと近づけます。息を吸いながら，両手の平を向かい合わせにして，両腕を天井に向けて伸ばします。そして，息を吐きながら前屈します。その際，両腕を前に伸ばし，右の脚，またはくるぶし，または足先を両手で握ります。もし身体に負担がかかるようであれば，無理しないようにしましょう。右膝を曲げても構いませんし，膝の下にクッションを敷いて行っても構いません。自然に呼吸をします。身体を緩め，息を吸いながら背筋を伸ばして座る姿勢に戻ります。次に，左脚を前方に真っ直ぐに伸ばし，右足を股間に引き寄せます。前屈を繰り返します。このとき，左の脚，またはくるぶし，または足先を両手で握ります。身体を緩め，両脚を前方に伸ばし，背筋を伸ばした姿勢で座ります。

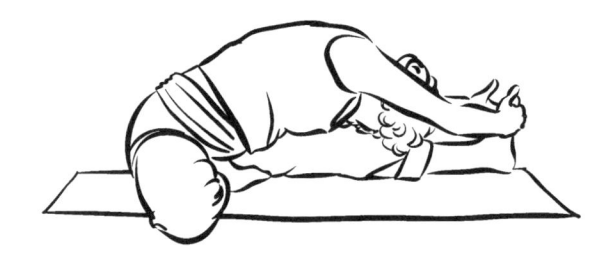

座位ひねり

左の足裏を床に付けたままで左膝を立て，心地良いと感じる範囲で，身体に左のかかとをできるだけ引き寄せます。息を吸いながら，左膝に右の肘を巻き付け，左手はお尻の左後側の床に付けます。次に，息を吐きながら，上半身を左にひねります。自然に呼吸をしながら，感覚，思考，感情の流れに対してマインドフルなままでいましょう。息を吸いながら，最初の姿勢に戻ります。そして，反対側でも同じ動作を繰り返しましょう。

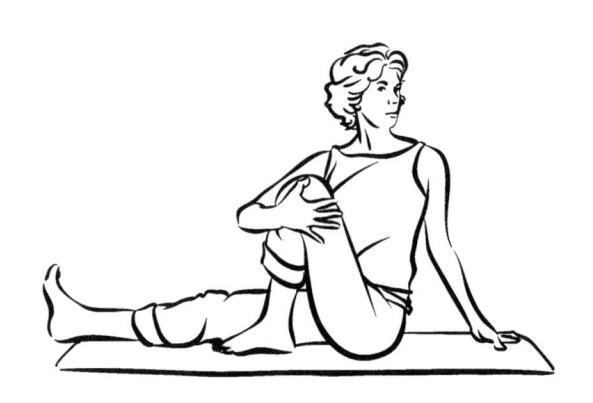

完全弛緩のポーズ

仰向けになります。このとき，腕を身体の左右，または胸の上，または好きなところに置きます。目を閉じて，自然に呼吸をします。この最後のポーズは，完全弛緩のポーズと呼ばれ，深いリラクセーションのポーズです。ヨーガを開始するときも重要ですが，動きを止めて静かにするときも重要です。これは，マインドフルヨーガの練習を消化・統合するための時間です。植物の成長に日光が不可欠であるのと同じように，夜の闇も成長に必要です。休息と成長は，お互いにバランスを作り出します。同じようなことが，運動と静止でも言えます。息を吸って，吐きます。この世のすべての人が自由そして平安でありますように。すべての人に安全と平安が訪れますように。

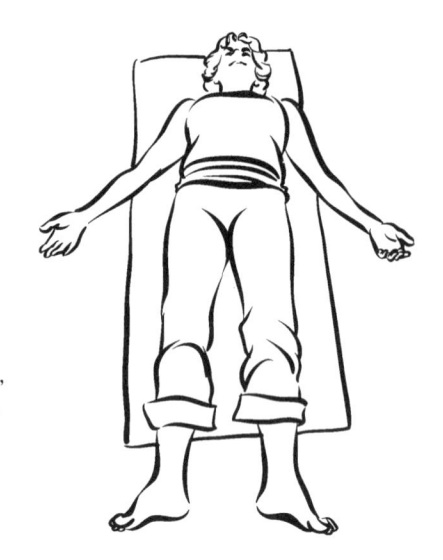

「マインドフル立位ヨーガ」の記録

この練習を初めて行ったら，少し時間を取って体験したことを書き留めてください。心や身体のなかに何が湧き上がってきましたか？

_____

_____

_____

_____

_____

_____

_____

_____

内なるルールと批判

　私たちは，自分自身，他の人，世界の**あるべき姿**に関する多数の"内なるルール"に従っていることが驚くほど多いようです。物事を自分の望むように変化させようとして，あなたが費やす膨大なエネルギーを考えてみてください。もしかしたら，あなたは周りの人が自分と同じぐらい一生懸命働いていないことに，不公平感を募らせているかもしれません。その結果，自分の信念に反して，手を抜いて仕事をしているかもしれません。また，あなたは高速道路では他の車が自分の車の前に割り込んでくるべきではないと考えているかもしれません。そのため，もし誰かが割り込んできたときには，不満を示すためにその車を煽るような運転をするかもしれません。こんなことをしていては事故のもとになります。また，もしかしたら，あなたは他の多くの人と同様に，何も言わなくてもパートナーは自分の気持ちや欲求をわかってくれるべきだと信じているかもしれません。そのため，気持ちが理解されなかったり，望みが尊重されなかったりすると，激しい怒りを感じるかもしれません。

　不幸なことに，多くの物事は私たちの力ではコントロールできません。世界での出来事や他の人の行動に関しては，特にそうです。物事を変えようとすると，他のことに使うはずだったエネルギーも徐々に奪われてしまい，最終的には失望や不安が募ることになります。物事に対する内なるルールや批判が心のなかに湧き上がってきたら，それに気がつくようにしてください。「べき」という言葉が心のなかに湧き上がってきたり，口から出てしまったりしたら，それが内なるルールや批判を反映しているかどうかチェックしてください。あなたが内なるルールや「べき」に対してマインドフルになるにしたがって，どれほど自分がそれらに翻弄されているかに気づき，驚かされるかもしれません。ただし，この練習をする際，自分を責めたり，非難したりしないようにしてください。それよりは，この気づきは，世界と自分自身に対してこれまでとは異なった関わり方を選択するための，最初の一歩だと思ってください。

よくある質問
物事に対する特定の見方から，どのようにしたら離れられますか？

　悲しいことに，私たちは，間違った認識にもとづいて自分の限界を作り出していることが多いのです。この気づきは，良くない習慣を打ち壊すのに役立ちます。私たちは，自分がどこで何をしているかがわかるようになるまで，自分を変えることができないかもしれません。マインドフルネスの練習は，いつものパターンを壊し，目を覚まさせてくれるでしょう。この説明が抽象的すぎると思える人には，これから紹介する話が理解に役立つと思います。
　ある輸送機パイロットが任務中に，敵の砲撃を受け，機体の流体貯蔵タンクが破損しました。このことで着陸用のタイヤを出すことができなくなり，そのパイロットは苦境に立たされました。どのようにして輸送機を無事に着陸させようかと考えているうちに，そのパイロットはパ

ニック状態に陥ってしまいました。しかしすぐに、助かるには自分の気持ちを鎮めるしかないことに気がつきました。心を鎮めてみると、あるアイデアが浮かびました。輸送機には余分な油圧用の油はなかったのですが、液体はほかにもあることが閃いたのです。彼は同乗していた兵士たちに空いた穴をふさいでもらった後、液体貯蔵タンクに彼らの尿を入れてもらったのです。とても型破りな方法でしたが、おかげで着陸用のタイヤが降り、無事に生還することができました。

○ アリソンのエピソード

　大企業の人事部に勤務していたアリソンは、自分が一番の働き者であると信じていました。ですが彼女は、そこで働きはじめて18カ月になるにもかかわらず、昇給はまだありませんでした。彼女は、「私くらい働いていたら昇給したっていいのに、それがないなんて信じられない」と考えるようになりました。彼女はそれからも一生懸命働きつづけましたが、憤慨、欲求不満、恨みが募り、胃が痛むようになりました。そのため、仕事に集中できなくなり、やがて仕事の質が落ちるようになりました。

　ある日、同僚とランチに出かけた際、彼女は自分の気持ちを抑えることができず、「誰も私の昇給について考えてくれないなんて信じられない。ここの職場環境は最悪だわ。同期のジェリーは2カ月前に昇給したのに、こんなのフェアじゃない。新しい仕事を探すしかない」と不満をもらしました。

　同僚が「ところで、上司に昇給をお願いしたことはあるの？　ジェリーは、お願いしていたけど」と返すと、彼女は唖然として、「昇給をお願いするって？　どうしてそんなことを私がするのよ？　上司が私の働きに気がついて、昇給するべきでしょう？　私がお願いすべきことじゃない」と言い放ちました。

　そこで、「"べき"かぁ〜。それなら、ずっとそう考えていたら？　しばらく昇給はなさそうね」と同僚が言うので、彼女は「どういう意味？」と尋ねました。

　「そうねぇ。こう考えてみない？　あなたが"べき"を使うたびに、あなたは自分の心のなかにルールを作り上げて、自分の可能性や物事を見つめる目にふたをしている。もしかしたら上司があなたの頑張りに気がつくべきなんでしょうけど、あなたの上司も同じ人間。もしかしたら、上司は上司で自分の家庭でトラブルがあって、気が散漫になっているかもしれないし、それとも、あなたをまだ一人前だと思っていないのかもしれない。もしあなたの仕事に何か問題があるとしたら、昇給のために必要なことを知っておくことが大事だと思う。少なくとも"あなたは現段階で昇給がないこと、そして、あなたにはその理由がわからないこと"は事実だよね。あなたの昇給に対して上司の関心が向くようにすると、昇給の可能性が高まると思うけど、これこそが今のあなたの目標じゃないのかな？」と同僚が諭しました。

　アリソンは最初、この同僚の言葉を受け入れられませんでしたが、その日はずっとそのことについて考え、ついに心のなかの"べき"を断ち切る決心をしました。そして次の日、上司に昇給をお願いすることにしました。すると、上司は彼女からこの話を切り出してくれたことに感謝し、もっと早くこのことについて話さなくてはならなかったと詫びてくれました。上司は、「君の仕事の質が落ちているのに気がついていたし、君が出世に関心があることがわかって良かった」と言ってくれました。そして、上司と彼女は共に仕事の計画を立てることにしました。3カ月後には、彼女の仕事ぶりは以前のように回復し、昇給も叶いました。

❏ 探ってみよう——あなたの内なるルールは何ですか？

　あなたにはどのような内なるルールがあるのか探ってみましょう。一般的に，内なるルールや批判は，あなたや他の人が，あることを特定の決まった方法で行うべきだ，というものです。これには，"何も言わなくても，あなたの気持ちや欲求を周りの人がわかってくれるべき"という考えも含まれているかもしれません。これまでの人生のなかで，内なるルールや批判が原因で失望や不安が増加したり，希望から遠ざかってしまったりした体験を書いてみましょう。

_____

_____

_____

_____

_____

_____

_____

_____

　自分の心の動きをじっくりと見つめると，あなた自身，周りの人，世の中は"こうあるべき"というさまざまな内なるルールを発見できるかもしれません。あなたは，あまりにも多くの"べき"が自分のなかにあり，世の中を"べき"で見つめていることがいかに多いかに気づき驚くかもしれません。マインドフルネスは，この心の動きをより明確に理解させてくれます。内なるルールの影響下で活動していることに気がつくと，このような考え方から自由になる機会がもてるのです。

　次へと読み進める前に，この探索であなたが書いたことすべてに対して，思いやりをもって振り返り，受け止め，整理するための時間を少し取ってみましょう。

やってみよう！

　内なるルールを深刻にとらえたり，大変な問題だと思ったりする必要はありません。内なるルールは，日常生活の些細なことに対する判断にも影響を与えるため，もっとシンプルで安全な内容に関する内なるルールをあらためて見つめてみると，それがどのように作用しているかに気がつくようになります。そして，もっと重要な内容に関する内なるルールにも自信をもって向き合えるようになるでしょう。少し時間を取って，あなたのいつもの習慣から抜けだし，これまでとは違ったやり方で実験する計画を立ててみましょう。ここで，その例を紹介します。

- ベッドの反対側で寝てみる
- いつもとは異なるメニューの朝食をとったり，これまで一度も食べたことのない料理を試してみたりする。
- 利き手ではない手を使って食事をしてみる。
- ヘアスタイルを変えてみる。
- これまでとは違った意見をもってみる。
- "将来，死の床に伏しながら人生を振り返り，やり残したことを考えている自分"を想像してみる。そして，そのなかのひとつを実際にやってみる。

練習の計画と振り返り

　下記は，本章で紹介したフォーマル練習です。今後1週間の予定にこれらの練習を入れてください。そして，1週間で最低5日は練習をするようにしてください。日によって練習内容を変えたり，組み合わせたりしても構いません。マインドフルヨーガから始めて，ストレスと不安のための瞑想を続けても構いません。また，1週間に1回の割合で，練習の様子を振り返るための時間も予定に入れましょう。

フォーマル練習
☐ ストレスと不安のためのマインドフル自己探求
☐ マインドフル立位ヨーガ

マインドフルネスを日常生活で実践するためのインフォーマル練習が7つになりました。

インフォーマル練習
☐ RAIN
☐ 習慣に対してマインドフルになる
☐ 痛みに意識を向ける

☐ STOP
☐ 8つのマインドフルネスの態度をもって生活する
☐ マインドフルネスを生活のなかに織り込む
☐ マインドフルに食べる

フォーマル練習記録表

　フォーマル練習をするたびに，下記の記録表に記入してください。そして，練習の様子を振り返ってみましょう。あなたにとって一番良いパターンに気がつきましたか？　この練習を継続するために，どんな改善ができましたか？

日付／練習	時刻	練習中に湧き上がった思考・感情・感覚／練習後の感想

インフォーマル練習の振り返り

　少なくともひとつのインフォーマル練習を毎日振り返る時間を取りましょう。毎日振り返ることで，インフォーマル練習を深めることができます。

練習	状況	練習前に気がついたこと	練習後に気がついたこと	練習で学んだこと

第8章

慈悲の瞑想で恐れを変容させる

　本章では，マインドフルネスの練習を"慈悲の瞑想"まで広げます。この瞑想は，恐れを感じ，圧倒されている心に対する万能薬のような働きをし，ストレス，不安，苦痛，病気への対処に役立ちます。また，慈悲の心をもって日々生活することで，深い愛情と思いやりを次第に体験するようになるでしょう。慈悲の心は，自己中心性，貪欲，怒り，嫉妬，憎しみから私たちを解放し，心のなかに大きなスペースと自由を作り出します。この古代から続く実践は，まず自分自身に対する思いやりと愛情を養います。そして，それらをさまざまな人に対して向け，最終的にはすべての生き物に広げていきます。私たちはあわただしいこの現代社会のなかで生活しているため，自分自身をいたわるのはいつも後回しになりがちです。そのため，自分自身を思いやる練習も，最初のうちは難しいかもしれません。ですが，"この練習をすると心が癒されていくこと"，そして"この練習は，私たちとって絶対に不可欠であること"を覚えておいてください。なぜなら，自分自身に対する思いやりや愛情がなければ，決して他の人に思いやりや愛情を十分に向けることはできないからです。

　慈悲とは，情け深い善意，自己犠牲的な愛，無限の愛を意味し，差別も偏見もせずにすべての生き物を照らす，太陽，月，星のようなものです。そして，思いやり，喜びの共有，平静さなどの重要な性質を兼ね備えていることも忘れてはいけません。慈悲の瞑想の歴史は，2,500年前の仏陀の時代にさかのぼります。伝えられているところによれば，修行僧たちは，瞑想に集中するため人里離れた森へと入っていきました。住処を整えた後，彼らは瞑想を始めました。しかし，すぐに心を乱す音が聞こえてきたり，ひどい臭いがしてきたり，恐ろしい幽霊たちが見えてきたり，持ち物が知らぬ間になくなったりバラバラにされたりしました。最初，誰かが悪ふざけをしているのだと彼らは思っていましたが，最終的に少なくとも人間の仕業ではないという結論に達しました。そして，彼らは幽霊が出没する森から逃げ出し，仏陀のもとに帰りました。仏陀が理由を尋ねると，彼らは幽霊たちに脅かされて瞑想できなかったからだと答えました。そこで仏陀は，恐れへの対処法として慈悲の瞑想を教え，彼らにその森に戻り，幽霊たちに慈悲を向けるように諭しました。

　その修行僧たちは森に戻ると，さっそく慈悲の瞑想をやってみることにしました。以前現れた幽霊たちがすぐにやってきましたが，その幽霊たちは美しい姿に変身していました。なぜなら，修行僧たちが幽霊たちに慈悲を向けていたからです。幽霊たちは修行僧たちを歓迎し，彼らの足を洗い，食事でもてなしました。修行僧たちはこの森に留まることに決め，そこで生きとし生けるものと調和しながら暮らし，場所を選ばずに慈悲を実践しました。その後すぐにすべての修行僧と幽霊は，悟りを開いたそうです。

正体不明の疫病──自分への思いやりの欠如

　自分に愛情を向け，それを外に広げていくのは素晴らしいことですが，これは一筋縄ではいかないことをお伝えしておきます。そもそも自分自身を思いやるのは難しい，と感じることになるかもしれません。瞑想の師であり詩人でもあるスティーヴン・レヴァインがよく言うように，癒しへの道で最も大切なのは，自分自身を愛することです（Levine, 1987）。ですが不幸なことに，多くの人にとって，自分自身を愛することはとても難しいものです。このワークブックの著者である私たちは，ストレス，不安，苦痛，病気を抱えながら生活している数え切れないほど多くの人々を援助してきました。その経験から言えるのは，多くの人が"自分に対して厳しすぎるために苦悩しているだけである"ということです。このことは，あまり知られていない正体不明の疫病のようなものです。おそらく，自分には厳しくても友人にはそうでない人がほとんどでしょう。そもそも，もしほかの人にそのように厳しく接していたら，友人はできないでしょう。マインドフルネス・ストレス低減法のセッションで，ある女性が自分の心のなかのつぶやきを振り返った際，1日たりとも自分をバカ呼ばわりしない日はないことに気がつきました。セッション中に彼女の話を聞いていた別の女性も同じことをしていると告白し，さらに別の男性も自分自身に向かって，"間抜けで価値のないやつ"と日常的に言っていると語りはじめました。どうして，私たちはこんなひどい言葉を自分自身に言ってしまうのでしょうか？

　確認するのは難しいのですが，少なくとも幼い頃のある時期に，"自分が完全であり，世界とつながっている感覚"をもったことがある人は多いと思います。2歳以下の子どもを観察してみてください。子どもたちは，うぬぼれが強いことがわかるでしょう。幼い子どもは，自己受容にもとづいたある種の"したいようにする"という感覚をもっています。彼らはウンチしたいときは，ウンチをします。おしっこやおならも，したいときにします。不機嫌なときは泣き，機嫌がいいときは微笑んだり笑ったりします。赤ん坊は，自己表現に関して自由で開かれた感覚をもっています。悲しいことに，私たちはいつの間にか，自分に満足できなくなります。どうしてそうなってしまうのでしょうか？　なぜ私たちは自分自身に対して厳しいのでしょうか？　育てられ方や社会に問題があるのでしょうか？　そして，それらの影響を受ける人と受けない人がいるのでしょうか？

　人が自分に対する愛情や思いやりの不足に苦しむのは，"人間の性(さが)"かもしれません。自分自身に対して，「もっとうまくやればよかったのに」のような言葉を，これまであなたは何回言ってきたでしょうか？　あなたは自分に自信がもてないときが何度もあったかもしれません。事実，多くの人が，意地が悪くて，狭量で，恐ろしいほど批判的な心に，自分自身を日々審判され苦しんでいます。慈悲の瞑想は，このような苦しみに対して有効であり，心に癒しをもたらしてくれます。時間をかけてこの瞑想を練習することで，自己受容や自愛への道を進むことができます。

　自分自身への贈り物のなかで，"自分との和解"ほど素晴らしいものはないかもしれません。自分の過去を受け止めても良いときが来ているかもしれません。そして，心を開いて，自分に思いやりをもっても良いときが来ているかもしれません。うまくいったときも，そうではないときも含め，あなたがこれまで経験したことは，あなたの人生の一部であり，あなたを今この瞬間に導いてくれているということを理解することが大切です。苦い過去の経験を振り返る際，当時は気づきが不足

していたり，恐怖を感じたりしたためにそうなってしまったのだと思ってみましょう。そうすることで，過去の自分に対して思いやりをもち，あなた自身が今の自分の良き理解者になれるのです。

　慈悲の練習が深まると，自分自身に対する思いやり，和解，平安を，最終的にすべての生き物へと広げることができるようになります。卓越した科学的知性で知られるアルバート・アインシュタインは，博識のある神秘主義者でもありました。その証拠が，「ニューヨーク・ポスト」に掲載された手紙の抜粋で示されています。

　「人間というものは，"森羅万象"と我々が呼ぶ全体の一部です。そして，時間と空間の制限を受けている全体の一部でもあります。人間は，自分自身，思考，感情を"他から分離されたもの"（意識が作り出す妄想）として体験しています。この妄想は，私たちにとっては牢屋であり，自分の欲求や身近な人への愛情に制限を与えています。私たちの課題とは，すべての生き物と美しい自然を包み込む思いやりの輪を広げることで，この牢屋から自身を解放することなのです」（New York Post, 1972）。

❏ フォーマル練習——慈悲の瞑想

　慈悲の瞑想は，愛，思いやり，共感に対して心を開く素晴らしい練習です。この練習では，森羅万象のなかに存在する無限の愛に触れ，それを自分の心に持ち込むことが重要です。まず，愛と思いやりを自分自身に向けた後，あなたをこれまで導き鼓舞してくれた恩師や恩人など愛しやすい人に愛を向けます。特定の人からそれを始め，別の人にも広げていきます。次に，家族，友人，仲間のなかで，身近で大切な人たちに対して同じようにします。そして，好きでも嫌いでもない人，知人，スーパーのレジ係のような知らない人に対しても同じようにします。次に，あなたと対立している人を含む，愛しにくい人にも慈悲の心を向けます。これは，心のなかにある敵意という毒を中和する重要な作業の始まりです。最後に，身体的・精神的苦痛や苦難を抱えている人，そしてすべての生き物に慈悲の心を向けてから，この瞑想を終えると良いでしょう。

　この慈悲の瞑想を，横になった姿勢や背筋を伸ばして座った姿勢で練習しても良いのですが，横になって眠ってしまうのであるなら，姿勢を正すように心がけてください。下記の教示文を段落ごとにポーズを入れて読みながら，この練習に全神経を集中してください。

　慈悲の瞑想では，愛，思いやり，善意を表現するフレーズを繰り返すのが伝統的な方法です。下記の文章では，多くの人にとって取り組みやすいようなフレーズを使用しましたが，もしこれらの言葉があなたの心に響かない場合，自分で作り替えても構いません。また練習するたびに，自由にフレーズを変更しても良いでしょう。

　まず，瞑想に貴重な時間を捧げている自分自身を褒めましょう。そして，この練習が愛の行為であることを自覚しましょう。

　心が落ち着き，今この瞬間に意識が向くにしたがって，自分が今抱えているものに気がつくようになってきます。もしかしたら，それは今日の出来事に関する感情や思考かもしれません。もしかしたら，最近自分のなかで起きていることかもしれません。

　自分のなかに何があっても，それを受け止めていきます。分析したり評価したりせずに，あるがま

まにしていきます。

　いつものように自然に呼吸をしながら，少しずつ意識を呼吸に移していきます。そして，息を吸い込むときは，息を吸い込んでいることを意識します。息を吐くときは，息を吐き出していることを意識します。

　腹部に意識を集中させていきます。息を吸い込むたびに腹部が膨らむ様子と息を吐くたびに腹部が萎む様子を感じていきます。

　一つひとつの呼吸を大切にしながら，呼吸をします。息を吸って，吐きます。呼吸が現れては消える様子を観察します。ただ呼吸します。

　意識を胸や心臓のあたりに移し，そこの感覚を感じていきます。そして，その感覚が必要としている方向に流していきます。

　意識をゆっくりと心拍に移し，人生のはかなさや素晴らしさについて考えてみましょう。心臓は，自分自身やすべての生き物に対する深い思いやりと愛の入り口なのです。

　私たちは，逃れることのできない現実のなかで生きています。つまり，生まれた瞬間から，成熟・老化，死，別れといった"さかのぼれない流れ"が始まります。この流れについて瞑想するのは，とても効果的です。なぜなら，そうすることで心が大切なことに向くようになるからです。

　これから，あなたの貴重な人生を，思いやり，寛大さ，愛情をもって振り返っていきます。これまで，あなたは自分に対して厳しかったり，批判的になったりしたことが多かったかもしれません。自分に優しくするよりも，他の人を思いやるほうが簡単だったかもしれません。多くの人は，自分自身に対してつぶやいている厳しい言葉を他の人に向けて言おうとしません。なぜなら，他の人から嫌われるのを恐れるからです。

　慈悲のもつ力強さを感じていきましょう。それは，差別や偏見なしにすべての生き物を照らす，太陽，月，星のような無限の利他愛です。

　このような愛を，自分の心臓，肌，肉体，内臓，骨，細胞，そしてあなたという存在に向けていきます。自分に対する深い優しさと思いやりをもって，不完全なようでいて完全な存在であるあなた自身を認め，受け入れらますように。

　あなたは，自分自身を愛することに葛藤があるかもしれません。この挑戦を正面から受け止め，自分に対して慈悲を向けることでどんな気持ちになるかを探ってみましょう。

　これから，各段落に2，3分ずつ費やしながら，その内容に心を開き，あなた自身に染み込むようにしていきましょう。

　私が安全でいられますように。
　私が健康でいられますように。
　私の心と身体が安らかでありますように。
　私が平安でいられますように。

　次に，慈悲の心を，あなたを励ましてくれた恩師や恩人にも向け，同じフレーズを繰り返します。

　私の恩人たちが安全でいられますように。
　私の恩人たちが健康でいられますように。
　私の恩人たちの心と身体が安らかでありますように。

私の恩人たちが平安でいられますように。

次に，慈悲の心を家族，友人，仲間のなかで，身近で大切な人たちに対してゆっくりと広げていきます。

私の身近で大切な人たちが安全でいられますように。
私の身近で大切な人たちが健康でいられますように。
私の身近で大切な人たちの心と身体が安らかでありますように。
私の身近で大切な人たちが平安でいられますように。

次に，慈悲の心を好きでも嫌いでもない人，知人，知らない人たちに対して広げていきます。

私の知人たちが安全でいられますように。
私の知人たちが健康でいられますように。
私の知人たちの心と身体が安らかでありますように。
私の知人たちが平安でいられますように。

次に，慈悲の心をあなたが苦手としている人や敵だと思っている人たちに対しても広げることを考えていきます。この種の人に慈悲の心を向けるのは困難で，時には不可能に思えるかもしれません。敵意はあなたの健康と幸福に有害な影響があることを心に留めながら，あなた自身に慈悲と思いやりを向けることで敵意を和らげるようにしてみましょう。そして，対立と不親切は，相手側の恐れや不注意から起きる場合が多いことを踏まえながら，許しについて考えてみましょう。あなたの心を開き，苦手な人に慈悲の心を向けてみましょう。それから，彼らが気づきを深め，自分の恐れを愛に変容できる入り口を発見できるように願います。優しく，そしてゆっくりと，苦手な人や敵だと思う人に対して慈悲の心を向けていきます。

私の苦手な人たちが安全でいられますように。
私の苦手な人たちが健康でいられますように。
私の苦手な人たちの心と身体が安らかでありますように。
私の苦手な人たちが平安でいられますように。

次に，恵まれない人たちのために時間を少し取ります。あなたが知っている人のなかで，身体的または感情的に苦痛を抱えている人に意識を向けていきます。その人たちが癒され平安になる様子をイメージしてみましょう。

そして，この癒しの輪をすべての人に広げてみましょう。身体に病気を抱えていたり，心に苦悩を抱えていたりするすべての人が平安でいられますように。

次に，自然災害や戦争のすべての犠牲者，飢餓で苦しんだり，住む家がなかったりする人に慈悲の心を向けていきます。彼らに平安が訪れますように。

不安，ストレス，孤独感，疎外感，絶望感を感じている人，薬物を乱用している人，途方に暮れている人，完全に人生をあきらめている人にも慈悲を広げていきます。彼らにも平安が訪れますように。

誰も見捨てられることがないよう，何らかの苦悩を抱いている人にも平安が訪れますように。

この慈悲のエネルギーを空のように無限にし，すべての人間と生き物に対して放っていきます。
　大きい小さいとか，弱い強いとか，見える見えないとか，近い遠いとか，生まれている生まれていないとか，何も例外をつくることなく，すべての生き物に慈悲の心を向けていきます。
　この偉大な愛を地球上のすべての生き物に向けていきます。そして，慈悲の心を全方位に向けていきます。

　すべての生き物が安全でいられますように。
　すべての生き物が健康でいられますように。
　すべての生き物の心と身体が安らかでありますように。
　すべての生き物が平安でいられますように。

　境界や制限をつくることなく，この愛を太陽系，そして全宇宙に広げていきます。すべての生き物が平安でいられますように。
　あなた自身にこの無限の慈悲を再度向け，それから宇宙のすべての生き物にも向けていきます。すべての生き物が平安でありますように。
　この慈悲の瞑想を終えるにあたって，意識を呼吸に戻していきます。息を吸ったり吐いたりする際の全身を感じてみましょう。息を吸う際の全身の膨らみと息を吐く際の全身の萎みを感じていきます。身体を単一で完全な器官，つながっている全体として感じてみましょう。
　あなたが得たものをすべての生き物と共に分かち合えますように。すべての生き物が平安でいられますように。
　この瞑想を練習したあなたを再度褒めましょう。そしてこれがあなたの健康と幸福に貢献していることを理解しましょう。これが愛の行為であることを自覚できますように。

「慈悲の瞑想」の記録

　最初の慈悲の瞑想を終えた直後に，あなたの体験を振り返り，心に湧き上がったことは，どんなことでも書き留めてみましょう。どんな思考，感情，感覚が慈悲の瞑想の最中に湧き上がりましたか？　それはあなたにどんな影響を及ぼしましたか？　どんな閃きがありましたか？

_____

_____

_____

_____

_____

> **やってみよう！**
>
> 　少し時間を取って，家族，友人，職場の同僚など，あなたの心に思いつく人は誰でも結構ですので，その人のことを思い浮かべてください。その人の立場で考えてみたら，どうなるでしょうか？　その人が過去に体験してきた失望や喪失を想像してみてください。同時に，その人が体験してきた挑戦や成功も想像してください。その人の人生に入り込もうとしてください。同様のことを，友人，敵と思う人，見知らぬ人についても行ってみましょう。このように思い浮かべ，その人とつながると，身体や心でどのような感覚が湧き上がってきますか？　人と人のつながりのようなものを感じることができますか？

抵抗感に対処する――愛せないときにはどうしたら良いか？

　慈悲の瞑想をしてみても，愛せる気持ちになれないことはよくあります。実際，慈悲の瞑想中に，対処しにくい思考，感情，記憶が現れ，その結果，抵抗感や敵意が湧いてくるかもしれません。しかし，これは慈悲の瞑想のもうひとつの醍醐味でもあります。この練習をすることで，あなたのなかにそのような気持ちがあることが明らかになる場合があります。実は，このような気持ちに気がつき，受け止め，さらに自分の心が慈悲の方向に向くか否かを観察することも練習の一部なのです。つまり，すべての心の動きが練習の対象になるのです。

　このように気持ちを受け止め，観察した後，抵抗感や敵意を吟味するための自己探求をしてください。なぜ自分や他の人に対する思いやりや愛情へと心を開けないのでしょうか？　これは探求するに値する課題です。なぜなら，この探求をすることで，これまで吟味・消化されないままに放置されていたさまざまな気持ちを発見できる可能性があるからです。

　苦手な人へ慈悲の心を向けることは，究極の挑戦になります。もし対立している人に慈悲の心を向けるのが不可能に思える場合，敵意やわだかまりがあなたの心や身体にどのように影響しているのかについて振り返ってみることが重要です。わだかまりをもちつづけることで，あなたにどんなメリットがありますか？　このような気持ちを抱くとき，身体はどのように反応しますか？　あなたの思考や感情にどのような影響がありますか？　このように探求することで，敵意や怒りはあなたの健康と幸福に有害な影響があり，その結果，苦悩が生まれるのを発見するかもしれません。そのため，このような敵意や怒りを和らげるために，何よりも先に，あなた自身に慈悲と思いやりを向けることが大切なのです。

　人を傷つけたり，対立を起こしたりする行動は，恐れや不注意から生じることを踏まえたうえで，

許しについて考えるのは重要なことです。禅師であるノーマン・フィッシャーは，仏教の詩編集をわかりやすく翻訳した *Opening to You : Zen-Inspired Translations of the Psalms*（2002）のなかで，「不道徳な」と「不当な」という言葉をそれぞれ「無頓着な」と「不注意な」に表現し直しています。これらは異なった意味になりますが，表現を変化させることで，人，出来事，自分自身を悪く評価するのではなく，"恐れや不注意から来る不器用な活動"として対立や対人関係のトラブルを捉え直すことができます。すると，苦手な人や敵だと思う人の言動の背後にある気持ちや要求を理解することができます。そして，もし自分を傷つけた人のリストつくっているのはあなただけだと考えていたら，逆に，あなたが他の人のリストに載っている可能性も考えてみてください。すべての人が心の扉を開いて，恐れを愛に変えられますように。

　アブラハム・リンカーンの逸話は，このような愛の力を明確に示しています。南北戦争中，リンカーンは，南部の人たちを殲滅(せん)させる敵としてではなく，過ちを犯した人間とするレセプションに参加する機会がありました。愛国心の強いある老婦人が，攻撃しなければならないはずの敵について好意的に話すリンカーンを非難しました。そのときリンカーンは，「敵を友にすれば，敵をなくすことになりませんか？」（King, 1981）と返しました。仏教経典の法句経にある古い諺に，同じような格言があります。「憎しみは，決して憎しみでなくすることができません。愛によってのみ憎しみは消えるのです。これは時を超えた真実です」（Goldstein, 2003）。

　慈悲の瞑想は，憎しみをなくし，喜びと平安の素晴らしい領域へと心を開くことができる効果的な練習です。愛の力を決して軽くみてはいけません。愛は，山を動かし，敵を友に変えることができるのです。おそらく，開かれた心で自分自身と他の人を愛することにまさる癒しはないでしょう。

よくある質問

慈悲の瞑想をする際，怒りや悲しみのような反対の気持ちが湧いてきます。そのため，自分は正しく瞑想をしていないと感じ，自己嫌悪に陥ります。どうしたらいいですか？

　まず最初に，この種の体験は実に普通のことだと覚えておいてください。この練習は，あなたが抑え込んでいたり，行き詰まりを感じていたりするものを明らかにしてくれる場合が多いのです。このようなことが起きたら，気が進まなくても，自分を思いやるために心を開いてください。これが，他の人を愛する前に，あなたがしなければならないことなのです。あなたが不完全なようでいて完全であることを感謝・受容できれば，この態度を他の人にも広げられるようになります。また，怒り，悲しみ，不安，混乱などの対処しにくい感情や記憶が湧き上がってきても，できるだけそれらを受け止め，あるがままにしてください。そうすることで，これらが少しずつ消化され，さらなる自由と平安の感覚が得られるようになるでしょう。

❏ 探ってみよう——あなたの心や身体は幸せですか？

　まず最初に，自分が自身に対してどのように接しているかについてマインドフルになってみてください。あなたは，「絶望的だ」とか「私は役立たずだ」のような思いやりのないメッセージを，どれだけ自分自身に送っているでしょうか？　自分を批判するように，他の人を直接批判したことがありますか？　このような批判は，あなたのストレス，不安，不幸を強めていませんか？　そして，心のなかでどのように感じていますか？　また，身体のなかでどのように感じていますか？　もしかしたら，疲れ，緊張，痛みを感じているかもしれません。少し時間を取って，あなたの心や身体のなかに湧き上がってくるものを探ってみましょう。

――――――――――――――――――――――――――――――――――
――――――――――――――――――――――――――――――――――
――――――――――――――――――――――――――――――――――
――――――――――――――――――――――――――――――――――
――――――――――――――――――――――――――――――――――
――――――――――――――――――――――――――――――――――
――――――――――――――――――――――――――――――――――
――――――――――――――――――――――――――――――――――

　ティク・ナット・ハンは，*Anger : Wisdom for Cooling the Flames*（2001）というタイトルの本のなかで，苦悩の種に水をあげることについて語っています。もしあなたが自分に対して思いやりのない言葉を繰り返し言いつづけているならば（これは誰にでもあることですが），苦悩の種に水をあげてきたのかもしれません。これを止めたら，あなたの人生はどのように変わると思いますか？

――――――――――――――――――――――――――――――――――
――――――――――――――――――――――――――――――――――
――――――――――――――――――――――――――――――――――
――――――――――――――――――――――――――――――――――

日常生活のなかで苦手な人や不快な状況に出くわすと，怒りが湧いてくるかもしれません。怒りが湧きそうな状況に対して，開かれた心と初心をもって対応してみたら，どんな感じになるでしょうか？　最近，対立したり，不快なやりとりをした相手のことを考えてみてください。その人の言動は，その人が抱えている困難な問題と関連がありそうですか？　少し時間を取って，あなたが苦手な人の長所と，その人が不親切にみえてしまう行動を取った本当の理由について探ってみましょう。

　たしかに，この種の探索は簡単な作業ではありません。実際，自分の心を浄化するために，かなり謙虚にならなければならないかもしれません。しかし，苦悩，苦痛，不注意の状態のまま生きるのは，もっと困難な道になることを忘れないでください。これまで隠されていたものに"気づき"という光を向けると，心のなかの闇やモンスターの存在を理解することができます。そして，このような気づきが私たちの成長の糧となっていることも理解できるようになります。自分が自身に送

りつづけてきたメッセージを探索することは，より大きな自由を得るための重要な最初の一歩です。気がつくことで，思いやりをもてるようになります。気づきと思いやりの光があなたを自由にしてくれますように。

次へと読み進める前に，この探索であなたが書いたことすべてに対して，思いやりをもって振り返り，受け止め，整理するための時間を少し取ってみましょう。

❏ インフォーマル練習──日常生活における慈悲

日常のなかで，私たちはさまざまな人に慈悲の心を向けることができます。パートナーと共に瞑想し，相手に慈悲が与えられるように願うこともできます。また，誰かと難しい関係になっている場合，恐れ，怒り，攻撃，孤立感を伴う反応をする代わりに，その人に慈悲の心を向けてください。また，スーパーマーケットや郵便局で列に並ぶ場合，そこで働いている人に慈悲の心を向けることもできます。もし野球を観戦したり，イベントに参加する場合，そこにいる全員に慈悲の心を向けることもできます。大切なのは，慈悲はいつでもどこでもインフォーマルに練習することができるということです。1日のなかで，インフォーマルな慈悲の練習を2，3回行ってください。そして，人に対して心を開くとどうなるかに注目してください。また，心を開いたことが，他の人，自分自身，物事全般に対するあなたの考えや気持ちをどのように変えるかにも注目してみましょう。

練習の計画と振り返り

歩行瞑想やマインドフルヨーガを含む，下記のフォーマル練習を今後1週間の予定に入れてください。1週間で最低5日は練習をするようにしてください。日によって練習内容を変えたり，組み合わせたりしても構いません。マインドフルヨーガや歩行瞑想の後に慈悲の瞑想を行っても構いません。また，1週間に1回の割合で，練習の様子を振り返るための時間も予定に入れましょう。

フォーマル練習
☐ 慈悲の瞑想
☐ 歩行瞑想
☐ マインドフルヨーガ

マインドフルネスを日常生活で実践するためのインフォーマル練習が8つになりました。

インフォーマル練習
☐ 日常生活における慈悲
☐ RAIN
☐ 習慣に対してマインドフルになる
☐ 痛みに意識を向ける
☐ STOP

□8つのマインドフルネスの態度をもって生活する
□マインドフルネスを生活のなかに織り込む
□マインドフルに食べる

フォーマル練習の記録表

　フォーマル練習をするたび，下記の記録表に記入してください。そして，練習の様子を振り返ってみましょう。あなたにとって一番良いパターンに気がつきましたか？　この練習を継続するために，どのような改善ができましたか？

日付／練習	時刻	練習中に湧き上がった思考・感情・感覚／練習後の感想

インフォーマル練習の振り返り

少なくとも1つのインフォーマル練習を毎日振り返る時間を取りましょう。毎日振り返ることで，インフォーマル練習を深めることができます。

練習	状況	練習前に気がついたこと	練習後に気がついたこと	練習で学んだこと

第9章

人間関係へのマインドフルネス

　これまで，**自分自身へのマインドフルネス**（自分のなかに湧き上がる一連の思考，感情，身体感覚に対して評価をせずに，それらと共にいること）を主に紹介してきました。本章では，**人間関係へのマインドフルネス**（人との交流に対して評価をせずに，今この瞬間の気づきを向けること）に焦点を当てます。そして，両親や保護者とのつながりや分離というような幼児期体験が，現在のあなたにどのような影響を与えているかについても学びます。さらに，あなたの人間関係を向上するために，人間関係へのマインドフルネスの性質，マインドフルなコミュニケーション術や話の聴き方，自宅や職場でできる人間関係へのマインドフルネスの応用の仕方を紹介します。

　人間というものは社会的な動物であり，他の人間との交流に長い時間を費やしています。人間は複雑さと独自性を兼ね備えているため，子ども，両親，兄弟姉妹，上司，友人，同僚，隣人，「苦手な人」（対立している人など）との交流が，新しい世界への入り口を示してくれます。私たちはそれぞれ異なっていても，同じような体験をしていることを覚えておいてください。つまり，私たちはこの世に生まれ，勇気と恐れ，喜びと悲しみ，快感と苦痛，恵みと喪失を経験しています。しかし，このような共通点があるにもかかわらず，私たちは互いに大きなストレス源になりかねません。なぜなら，私たちは相手に対して，過剰に要求したり，厚かましかったり，威圧的だったり，無責任だったり，非協力的だったり，鈍感だったりするからです。時には，最も身近な人が，最悪のストレス源になることもあります。それは，あなたが相手の幸福について必要以上に責任を感じていたり，相手があなたを怒らせるのが上手だからかもしれません。

対人関係パターンの出発点

　些細なことに大げさになったり，否定的な思考や感情を大きくしたり，人を非難したりするなど，ストレス反応を維持させる思考パターンは，私たちに深く染み込んでいます。同じように，人との交流パターンもすでに身につけてしまっているものです。これらのパターンの多くは，子どもの頃に体験した両親や保護者との関わりのなかで形成されています。不幸にも，これらのパターンが不健全な親子関係をもとに形成された場合，現在の家族，友人，同僚との関係が不健全になっている可能性があります。

　たとえば，もしあなたの両親が対立を上手に解決する手本を示してこなかったとしたら，あなたも対立を上手に解決できない可能性があります。そして，対立が起きたとき，不快な感情を避ける

ために，あらゆる手を尽くしたいと思うかもしれません。もしかしたら，あなたは受動的スタイルを身につけていたり，自分よりも相手の要求を優先させたり，ノーと言えなかったりするかもしれません。そして，打ちのめされたり，関わりすぎたり，疲れ切ったりしている可能性があります。逆に，あなたは対立することに慣れてしまって，絶えず対立を作り出しているかもしれません。なぜなら，対立することでしか，人と感情的に関われなかったり，優越感が得られなかったりする人もいるからです。ここで問題となるのは，"攻撃的な行動は，相手の心を傷つける"ことです。特に，あなたが相手の弱みにつけ込んだり，いじめたり，恥をかかせたりした場合は，そうなります。その結果，お互いが攻撃的な反応をしてしまい，悪循環のスパイラルに陥ってしまうこともあります。

もし現在あなたが他の人と対立しているとしたら，不快な感情があなたのなかにあるはずです。そして，過去の不健全な関係で傷ついた記憶がよみがえっている可能性が大です。そして，もしその対立のなかで身動きが取れないと感じたり，脅威を感じたりしていたら，あなたは子ども時代から何度も繰り返してきた反応パターンに陥っている可能性があります。ここで，心のなかにある障害（多くの場合，子ども頃の対人関係を土台にして形成されます）を理解しておくことが大切です。子どもの頃は，安全・安心の感覚を手に入れたければ両親や保護者に頼るしかありませんが，彼らがいつまでも子どもの要求に応えることはできません。

ここで紹介する「対人関係パターンの出発点」は，ポップサイコロジーの話ではなく，確固たる理論と研究にもとづいています。精神分析医のジョン・ボウルビィは，"両親が子どもの感情や要求に瞬間瞬間で同調することができれば，子どもは安全，つながり，愛情を感じる可能性が高い"ということを説明する際に，「愛着」という言葉をはじめて用いました（Bowlby, 1969）。その後何年もかけて，心理学者たちは幼児を研究し，愛着スタイルが幼児によって異なることを発見しました。ある愛着スタイルは安全・安心の感覚と関連しており，別の愛着スタイルは逆に不安定・不安と関連しているとされています（Ainsworth et al., 1978 ; Main and Solomon, 1986）。また神経科学者たちは，愛着スタイルが脳に影響を与える可能性を指摘しています。*Affect Dysregulation and Disorders of the Self*（2003）で，心理学者で神経科学者のアラン・ショーは，2歳までの愛着スタイルがどのように脳の構造変化をもたらすのか説明しています。彼によると，配慮が行き届かない育児は，感情を制御する子どもの能力に悪影響を与え，その不健全な状態が一生続く可能性があります。*Mindful Brain*（2007）で，ダニエル・シーガルは，親と子どもが同調すると，共鳴状態になり，子どもは「理解してもらっている」という感覚がもてるようになると言っています。この共鳴状態は，子どもの脳に調節回路（意義のある共感的な対人関係を形成するのに必要とされる能力とレジリエンスに関連があります）が形成されるのを助けます。

このことが，すでに大人になっているあなたにどう関係しているのでしょうか？　ある研究では，"自分の両親との間で形成された愛着スタイルから，自分の子どもとの愛着スタイルを高い精度で予測できる"ことが示唆されています（van Ijzendoorn, 1995）。子ども時代に不安定な愛着を経験した人は，概して，自分の感情をコントロールしたり，人生に降りかかるさまざまな出来事を扱ったりするのが上手ではありません（Shaver and Mikulincer, 2002）。しかし，"子ども時代に不安定な愛着を経験したからといって，必ずしも大人になってからの対人関係を決定するとは限らない"ということも忘れてはいけません。たとえ，あなたが子ども時代に不安定な愛着を経験したとしても，大人になってから対人関係パターンを変えることができるのです（Main and Goldwyn, 1998）。

多くの親は子育てにおいてベストを尽くしているにもかかわらず，子どもの気持ちに十分に同調・共鳴できず，そのため子どもに不安定な対人関係観を植えつけてしまうことがあります。たとえば，あなたの両親が生活することに精一杯だったり，夫婦関係に苦しんで精神的余裕がなかったりした場合，あなたは両親に依存することをやめ，"他の人に頼る必要はない"という信念を形成し，感情や対人関係の重要性を軽視して生きてきたかもしれません。または，もし子ども時代に同調や共鳴がつねに得られなかった場合，対人関係に困惑したり，懐疑的だったりしてきたかもしれません。そして大人になってからも，パートナーが自分の気持ちに応えてくれているかとつねに心配したり，人と親密に関わるのを躊躇したりしているかもしれません。もし両親のどちらかに威圧や虐待されながら育てられた場合，あなたは人に対して恐怖心を抱きながら生活することになり，人から優しくされたいと望みながらも，人を避けたいという気持ちになることが多かったかもしれません。このような場合，混乱した感情と人間観をもつだけではなく，厄介な対人関係を未然に防ぐために，自分を犠牲にして人の世話をすることしかできなくなっている可能性もあります。

　幸いなことに，育てられ方や幼児期の体験にかかわらず，マインドフルネスを実践することで，過去の体験を理解し，受け止めることができるようになります。そして，自分自身に同調・共鳴することで，心のなかに湧き上がる思考や感情に対して安心して向き合うことができます（Segal, 2007, 2009）。自分の内面に気がつき，共鳴することは，あなたを強くします。そして，家族，友人，同僚，見知らぬ人，苦手な人と接する際に，忍耐，共感，知恵をもって，その人の気持ちに安心して寄り添うことができます。このように，自分自身に同調できるようになると，他の人に同調・共鳴する道が開かれ，すべての対人関係が改善されていくでしょう。

○ エリシャのエピソード──テーブルの下に隠れる

　私が6歳のとき，両親が離婚しました。私たち三人兄弟に両親がそのことを初めて打ち明けたとき，私は涙を流すこともなく呆然と立ちつくしていました。が，胸のなかは怒りに満ちていました。そんな私に，母は「エリシャ，どうしたの？　何が起きているのかわかる？」と話しかけてきたため，「わかっているよ。僕にどうしてもらいたいの？　壁に頭を打ち付けて泣けばいいの？」と怒りながら言い返しました。もちろん，私は傷つき，腹が立ちました。私の土台（私が家族だと思っていたもの）が，足元から崩れそうになっていたからです。

　それ以来，私は，自分の気持ちを態度で表現するようになりました。自宅で簡単に食事がとれるのに，外食して無駄なお金を使うことに私は腹を立てていました。レストランに行く際は，家族はすねた私を車に無理矢理乗せて連れて行きました。しかし，私は，お金の浪費に抗議するため，ずっとレストランのテーブルの下に隠れていました。

　後に自分が結婚してから，妻と口論になったことがありました。そのとき，その状況に対して気づきを向けたり，妻に向き合ったりせずに，感情的に鈍感になろうとしたり，家を掃除したり，テレビをつけたり，気を紛らわせたりして，やりすごそうとしている自分に気がつきました。私は無力さを感じており，ただ問題に触れたくなかったのです。ある日，私が受けていたセラピーでそのことを話すと，セラピストから「腹が立ったとき，あなたは今でもテーブルの下に隠れたままですね」と指摘されました。たしかに，私は子どもの頃，そうやって怒りに対処してきましたし，妻に腹を立てたときもそうしていました。子ども時代の体験が大人になってからの結婚生活にどのように影響を与えているかにやっと気

がついたとき，私は，自分の反応パターンに意識を向け，苦痛から逃げるのではなく向き合うようになりました。この転換のおかげで，安心感が得られただけではなく，妻とつながっているという感覚を以前よりもてるようになりました。今でもテーブルの下に隠れてしまうようなときもありますが，大抵の場合，すぐにそのことに気がつくようになりました。そして，私のなかの小さな少年を笑顔で抱きしめ，良い方向に向かっているということを，その少年に知らせてあげられるようになりました。

人間関係へのマインドフルネスがもつ性質

威圧されたり，腹が立ったり，恐怖を感じたりするような，非常に難しい対人関係でも，人間関係へのマインドフルネスを持ち込むことで，その関係が劇的に改善される可能性があります。前にも述べた通り，マインドフルネスの練習は，ガーデニングのようなものです。マインドフルネスが養われるには，特定の性質と条件が必要です。第3章で，マインドフルネスの練習に不可欠な8つの態度を紹介しました。もし対人関係を豊かで活気あるものにしたいのなら，対人関係にもこの態度を応用することが大切です。もし対人関係が緊迫したり，厄介な状態だったりする場合，人間関係へのマインドフルネスを持ち込めば，その人との関係が疎遠になったり，破綻したりするのを未然に防ぐことができます。

ここでは，人間関係へのマインドフルネスを養い，あなたの対人関係を劇的に改善するために，不可欠と思われる6つの性質を紹介します。

- **開かれた心**：これは初心とよく似ていますが，心を開いて他の人およびその人との対人関係を新鮮なものとして見つめ，相手の身になって考える性質です。心を閉ざしたり，防衛的になったりするのは，心を開こうとする際の大きな壁になります。この開かれた心を養うには，まず，他の人の言動に対して，あなたがもつ最初の思考や判断に注目してください。そして，それはただひとつの見方にすぎない（円グラフの一部分であって，円全体ではない）ということを心に留めておいてください。さらに，他の見方も含めた円グラフ全体を心のなかにつくってください。その際，どの見方にも同等の価値があることを忘れないでください。
- **共感**：これは他の人の気持ちと自分の気持ちを一致させる性質です。つまり，心から相手の立場に立つということです。まず最初は，あなたが自分自身の気持ちを受け止めて，しっかりと体験することです。それができて初めて，他の人に対しても同じことができるのです。この性質を養うためには，他の人が特定の感情を抱いていると感じたとき，自分のなかにもその感情を見いだし，マインドフルに接するようにしてください。他の人がどのような気持ちでいるかについては，自分の直感を信じるのが良いでしょう。しかし，全く確信がもてない場合，その人に聞いてみるのはいかがでしょうか？　もしなかなか共感できない場合，"誰でも受け入れ，愛され，安心したいと思っている"ことを思い出すと良いでしょう。
- **思いやり**：これは，他の人の立場の理解と，その人の苦悩を和らげたいという欲求に，共感を組み合わせた性質です。この性質を養うためには，他の人が抱えている悲しみや苦痛を想像してみてください。人は生涯で，失望，失敗，喪失を必ず体験します。そして，もし心の傷がと

ても深い場合，その人は自分の気持ちを人と分かち合うのに不安を感じるかもしれません。そのような場合，その人をあなたの子どもだと仮定してみてください。その子どもは，怯え，痛みを感じています。どうすればその子どもを慰めてあげられるかを考えてみると良いでしょう。

- 慈悲の心：これは，他の人が健康で，安心して，安全に生活できるよう，その人の幸福を心の底から願う性質です。第8章で紹介した慈悲の心を向けるのは，口で言うほど簡単ではないことをあなたはすでに体験してきたかもしれません。慈悲の心を養うためには，再度，他の人をあなたの子どもだと仮定してみてください。その子どもに対して，どのように好意を向けるかを考えてください。その人が望む生き方ができている姿を想像してみましょう。
- 喜びの共有：これは，他の人の幸せや喜びを自分の喜びにする性質です。これは，嫉妬，ねたみ，恨みとは正反対のものです。この性質を養うには，その人の生育歴を想像してみてください。その人が人生の難問を克服するために身につけた勇気と強さに加え，その人が体験した喜びと冒険に思いをはせてください。喜びの共有は，その人がどんな環境にいても実践可能です。誰の心のなかにも"喜び"があることを理解し，そして他の人が喜びを味わえるように願うだけで良いのです。
- 平静さ：これは，変化も包み込んでしまえる安定性と平等観をもった性質です。この平静さは，すべての生命が相互につながっていることを，バランス感覚と冷静さを保ちながら理解させてくれます。私たちは，人に対する見方によって，その人への接し方を変えてしまっているかもしれません。たとえば，職場の同僚には丁寧に接するのに，急いでいたら郵便局員に対して無礼な態度で接するかもしれません。すべての対人関係にはそれぞれ価値があります。そして，すべての人間には，前で説明した5つの性質にもとづいた配慮をもって扱われるだけの価値があります。この平静さを養うために，他の人の顔を，親，友人，愛する人，子ども，自分の生徒の顔だと仮定してみてください。すると誰に対しても，親切や愛を必要としている人として接することができるようになるでしょう。

❏ 探ってみよう——つながりを作り出す

他の人とのつながりは，一連の作業から作り出されるものです。あなたが大切に思っている人が，今あなたの右側に座っていると想像してみてください。そして，上記の各性質の解説をもう一度読んでみてください。解説を読み終わったら，目を閉じて，上記の各性質の観点からその人を見つめ，接しているところを想像してみてください。この想像が一段落したら，あなたの心のなかに湧き上がってきたことをそれぞれの性質に振り分けて書いてみましょう。

- 開かれた心

● 共感

● 思いやり

● 慈悲の心

- 喜びの共有

- 平静さ

　上記で紹介した6つの人間関係へのマインドフルネスがもつ性質を心のなかにもつこと（できる限りそれらについてじっくり考え，養おうとすること）は，他の人とのつながりを育み，強めます。これらの性質を養うことで，より健康的で強固な人間関係の構築に自分のエネルギーを集中させることができます。これらの性質は互いに影響を与え合っています。そのため，ひとつの性質を養うことは他の性質を強めることにもなります。

　次へと読み進める前に，呼吸とつながる時間を少し取ってください。そして，先ほど書き留めた内容をマインドフルに振り返ってください。その際，この探索で得られたことすべてに対して，思いやりをもって受け止め，整理してみましょう。

マインドフル・コミュニケーション

　コミュニケーションとは，言語的・非言語的に，他の人または自分と心身でつながるプロセスです。あなたは，これまでに他の人とのコミュニケーションのなかで，つながっている，尊重されている，愛されている，という感覚を感じたことがあると思います。その一方，つながっていない，軽視されている，欲求が満たされていない，と感じたこともあると思います。また，脅威，ストレス，恐れを感じたとき，不快な感覚を避けるために，相手や自分自身に対して不適切な反応をしたかもしれません。相手の話を聴くことを止めたり，自分の感情や要求を明確に表現できなかったり，非難や批判という心のなかの落とし穴に落ちたりしたかもしれません。そして，他の人を防衛的にさせたり，状況を悪化させたりしたかもしれません。このような悪循環が続くと，あなたはますます恐れや怒りを感じたり，自分の世界に没入したり，自分の見方や感情がすべてになってしまったりします。そして，相手への反発と自分を防衛する気持ちが増し，相手に共感できなくなり，健康的なコミュニケーションにとって大切な同調や共鳴からは程遠い状態になってしまいます。

　幸い，効果的なコミュニケーションスキルを養うことで，この悪循環を反転させ，有意義で満足のいく交流ができるようになります。自分の思考，感情，感覚に注意を向けながらマインドフルにコミュニケーションをすることで，相手に対して習慣的に反応せずに，意図的な対応ができるでしょう。これから，最も重要なスキルであるマインドフル傾聴法を紹介します。

マインドフル傾聴法

　「人間は2つの耳と1つの口をもっているため，話すよりも2倍聴くことができる」というような格言を聞いたことがありませんか？　あなたは子どものときに，両親から「ちゃんと話を聞いているの？」と何度か言われて，両親をにらんだことがあるかもしれません。大半の子どもは人の話が聞けず，そのように詰問されると憤慨すると思います。しかし，大人でも，注意が散漫になって相手の話の2，3語しか耳に残らないことがあります。このような関わり方をしていると，孤立感，欲求不満，苦痛を感じるような対人関係しかもてなくなってしまうかもしれません。スペインの古い諺に「おしゃべり好きの2人は，一緒に長旅はできない」とあるように，私たちは皆，話を聴いてもらいたいのです。理解されたい，受け入れられたい，愛されたい，という気持ちはとても大切なのです。誰かが本当に自分の話を聴いてくれたと感じたとき，心のなかに恐れや防衛はなくなり，その人との関係のなかに，つながり，共感，平安を感じるようになります。

聞く vs 聴く

　不幸にも，多くの人が"自分は人の話を聞いている"と思っていますが，実際は聴いていないことが多いのです。ここで，「聞く」（hearing）と「聴く」（listening）の違いを検討してみましょう。「聞く」は，受動的な生理プロセスで，思慮深い注意を伴わない，空気の振動に耳が反応するものです。それに対して，「聴く」は，能動的な心理プロセスで，他の人が伝えようとしているメッセージに対して思慮深い注意を向けます。そして，話し言葉の音響信号だけではなく，ボディランゲージ，声

のトーン，表情のような手がかりにも注意を向けます。つまり，「聞く」は選択をしませんが，「聴く」は選択をするのです。

相手の話を聴くことができると，大きな実りのあるコミュニケーションが可能となります。しかし，なぜ私たちは「聴く」ことではなく，「聞く」ことに多くの時間を費やしてしまうのでしょうか？　これには多くの理由が考えられますが，何よりも，私たちの環境には聴くことが多すぎる点が挙げられます。実際，私たちは産まれた日から，何に注意を向けるかという小さな選択を始めており，これらの多くの選択は，無意識的に行われています。やがて，注意の選択はワンパターン化し，自分の意見に合ったメッセージを選択的に聴くようになります。これについて，政治を例にして説明しましょう。保守派であれ革新派であれ，多くの人は自分の意見を補強し，「反対陣営」をこき下ろすメッセージを聴きたがります。反対陣営のメッセージを聞くときは，一生懸命聴くことはありません。実は，対人関係も政治と同じ点が多いのです。対人関係のなかでは，対立する要求，願望，意見を調整しなければならないことが多いのです。つまり，人の話は自分の意見にだけ沿った内容ではないことが多いため，私たちは人の話になかなか耳を傾けないのかもしれません。

感情と傾聴

感情も，何をどのように聴くのかということに大きな影響を与えます。私たちは幸せなとき，不幸せなメッセージをふるいにかけて，楽しいと解釈できるものを聴く傾向があります。逆に，抑うつや不安を感じているときは，楽しいメッセージを無視して，悲しいメッセージを聴きがちです。脅威と感じるような状況に直面したとき，ストレス，恐れ，怒りを感じる可能性があります。「闘争逃避フリーズ反応」が起きると，心は暴走状態に突入するかもしれません。このような場合，人の話を聴こうとはせずに，解決方法を自力で見つけ出そうとしたり，逃げ出そうとしたり，麻痺したり，フリーズしたりするかもしれません。

マインドフルになると，今この瞬間に戻ることができ，自分の反応に気がつけるようになります。そして，自分の気持ちを受け止め，「することモード」から「あることモード」に移ることも可能になります。不快な感情に対して評価することなく向き合い，その感情をあるがままにできると，人間関係へのマインドフルネスの性質である"共感や思いやりをもって人に接する"ことができるようになります。他の人が体験している苦痛や苦悩を意図的に聴こうとすることで，その人が体験してきた喪失と傷の歴史が，その人が示す反応にいかに影響を与えているか理解できるようになります。その結果，その人の苦痛を受け止め，共感しながら対応することができるようになります。マインドフルに聴くことで，自分の理解のなかでのギャップを把握でき，不明なところも明確になります。

この種のマインドフルな交流は，相手に「理解してもらった」と感じさせ，同調と共鳴を作り出します。そして，交流に悪影響を及ぼす可能性があった恐れや怒りをなくします。攻撃的な人は，不安，脅威，恐れから行動することが多いのを覚えておいてください。彼らは聴いてもらえたと感じると，つながりをより感じ，防衛的でなくなります。

マインドフルネスのワークショップでは，参加者を3つか4つのグループに分けて，マインドフル傾聴法の練習をします。その際，"誰かが話すときは，話を遮らずに聴く"という教示をします。参加者のジョージは，特にあわただしい生活を送っていた。1日10時間働き，3人の子どもがいる

家庭をなんとか切り盛りしていました。そのため，同時にいくつもの作業をすることが多かったようです。たとえば，自宅で食事をするときや子どもの宿題を手伝っているとき，次の日の仕事を楽にするために，職場からのメールに返信していました。この対処法は，家族と共に過ごす時間の質を悪くし，ストレスや問題を起こすことも多かったようです。

　ワークショップ後，ジョージは自宅で息子のアンドリューにマインドフル傾聴法をやってみることにしました。携帯電話の電源を切り，アンドリューがある少年にいじめられ，彼がどんなに怖がっているかについて耳を傾けました。ジョージは息子の話を遮らずに聴いているうちに，自分自身も子どもの頃に，どのようにしていじめられ，どんな気持ちだったかを思い出しました。その瞬間，息子に対する愛，息子の気持ちに対する共感，長い間忘れていた息子とのつながりに気がつきました。息子が話を終えると，ジョージも自分のいじめられた体験を話し，そして息子に愛していると伝えました。そして，ジョージは，そのとき初めて自分の愛を言葉にして伝えたことに気がつきました。息子も涙を流しながら父親を愛していることを言葉にしました。ジョージは息子を抱きしめ，自分にも涙が溢れてきたことを感じました。これは，愛，思いやり，貴重でマインドフルなこの瞬間への感謝の涙でした。

　マインドフル傾聴法は技であり，それを養うには練習が必要です。時間をかけて練習をすることで，習慣的な偏見を捨て去り，それまで気がつかなかったより深いメッセージを理解できるようになります。そして，このプロセスのなかで，あなたが本当に愛されていることに気がつくかもしれません。

❏ インフォーマル練習──マインドフル傾聴法

　誰かがあなたに向かって話をしているとき，その人が完全に話し終わるまで注意を向け，話の腰を折っていないかどうか確かめてみてください。

　心がさまよいはじめ，後でしなくてはならないことを考えたり，過去のことを思い出して腹が立ったり，素晴らしい反論を考えたりするときに注目してください。もしこのようなことが起こったら，そのことに気がついてください。そして，聴くことに注意を戻してください。人は聴いてもらえたと感じるとき，話を聴いてくれたあなたにつながりを感じるだけではなく，防衛的にならなくなります。このことは，より実りのある対話やつながりのためのスペースを作り出します。そして，あなたの貴重な注意の容量が，頭のなかで起こっていることに使われなくなり，相手が言っていることがより理解できるようになります。この練習をするなかで，これまでよりも人生に深く関わっていることに気がつくかもしれません。興味をもって，この練習ができるかどうかを確かめてみましょう。

　そして，相手の話が終わったら，応答する前に一呼吸しましょう。

　なお，マインドフル傾聴法を完璧にしようとは思わないでください。マインドフルに聴けないときがあっても自分を許し，心のさまよいに気がついた瞬間を，洞察が深まる機会としてとらえてください。もしかしたら，人が話している間に逸れた注意を戻す作業を何度も行うことになるかもしれません。

合気道流コミュニケーション

マインドフルネス・ストレス低減法のプログラムでは，植芝盛平によって創り出された日本の武道である合気道を参考にした，気づきのエクササイズが採用されています。"和合の技"とも呼ばれる合気道は，勇気，知恵，愛，つながりをもとにしています。マインドフルネス・ストレス低減法では，"感情的でストレスフルな対立が起こるとつい行なってしまう習慣的な反応をなくし，代わりに相手の気（energy）と調和し，自分も相手も傷つけずに対立を軽減する，という合気道のひとつの側面が教えられています。

激しい対立は，身近な間柄で起こることが多いものです。私たちは，絶えず「もうこれ以上耐えられない」と言われるまで，身近な人を厳しく非難してしまうことがあります。また，パートナー，家族，友人，上司，見知らぬ人などとの関係で，傷つき，被害者になってしまう場合も多くあります。そのような場合にあなたがもし自動操縦状態であるなら，「闘争逃避フリーズ反応」に簡単に陥ってしまうでしょう。そして，あなたの思考，感情，身体感覚は相互に高め合ってしまい，その関係から逃げたり，受動的・能動的に攻撃したり，自分を被害者とみなしたりすることになります。これでは，理解と和解へのドアは簡単に閉じてしまいます。

相手からの攻撃を無視したり，逃げたりすることは，受動的な方略です。こうすることで一時的な安堵感が得られても，相手のイライラ感を高め，後からまた攻撃されることになります。また，受動的攻撃で相手に対処すると，相手をひどく混乱させ，対立をエスカレートさせることも多いのです。さらに，"自分を弁護せず，言葉による攻撃を甘受し，相手に思い通りにやらせると，あなたは犠牲者になり，やがて自尊心が徐々に崩れ，取るに足らない人間だという気持ちになってしまう"ということを知っておくのも大切です。なぜなら，自尊心を回復させるために，結局は自己弁護という反撃に転じることになるからです。実は，こうすることで相手との調和，理解，つながりがなくても，相手と関わることができてしまうのです。

合気道では，"入身転換"と呼ばれる特別な身体運動で，上手に気の流れを変えて相手の攻撃に対応し，自分も攻撃してくる相手も傷つけずに調和するようにします。この動きは，まず相手の攻撃行動を中和させ，次に，その行動を変容させます。これをコミュニケーションに置き換えると，このように相手に対応することで，逃避や攻撃，そして犠牲者のような振る舞いがなくなります。つまり，コミュニケーションにおける"入身転換"は，私たちを同調とつながりに導く，上手な交流の仕方です。これはアサーティブ▼1に似ていますが，相手と調和する以上のものが得られます。次に，どのようにこれを達成するかを具体的に紹介します。

- **調整**：合気道では，相手の攻撃を甘受したり，逃げたりするのではなく，相手との関係のなかに入っていくことから始めます。その際，"攻撃してくる相手は安定を欠いて不安を感じている"ということを理解しておきます。自分を相手の立場に置き，その瞬間に相手がどう感じているか想像してみてください。相手は，この難しい状況にどのような葛藤を感じているかを考えてみてください。調整するとき，言葉だけではなく，言葉の背後にある感情（多くの場合，声のトーンに現れます）に対して焦点を合わせてください。これはマインドフル傾聴法において不可欠

な点です。相手が攻撃してくる理由がはっきりわからなければ，その状況に対する相手の気持ちや信念を誠実に尋ねてください。相手に対して「あなたの考えをもっと理解したいのです。どのように考えているのかをもう少し詳しく教えてください」と言っても良いでしょう。こうすることで明確になり，自分自身をより調整することができるようになります。そして，共感，思いやり，同調の種をまくことにもなります。

- **同意**：同意できる領域を見つけることで，調整をサポートし，相手と同じ方向を見られるようになります。マインドフル傾聴法は，"相手と気持ちを共鳴させようとする際，あなたのなかに生じる感情や欲求"を見つけ出すのに役立ちます。表面上だけで共感しようと取り繕わないでください。相手のいる状況を踏まえて，相手の気持ちを本当に認めてあげられるかを確認してください。相手に対して，「私も自分の家計を心配していますよ。お金が足りなくなるのは怖いし，ハラハラします」「私もそのように扱われたら怒ると思います」「私もこの状況に失望しています」などと言っても良いでしょう。これらの発言が，「私」から出発していることに注意してください。自分自身に限った発言をするということを忘れないでください。なぜなら，人は批判されていると感じると防衛的になるからです。
- **方向転換**：次に，相手との関係を肯定的な方向に向けます。相手に対して，「私たちはこの状況に失望していますね。どうすれば状況が良くなるでしょうか？」と言っても良いでしょう。対立する代わりに，相手と一緒にチームをつくり，その状況を解決するために共同で取り組みます。
- **解消**：これは必ずしも解決を意味していません。この段階では，あなたは状況がどう展開していくかはまだわかっていませんが，少なくともあなたは相手とつながって，同じ方向を見ています。そして，あなたはお互いが同意できるような妥協点を探りはじめることができます。または，意見が一致しないことをお互いに確認するかもしれません。相手に対して，「もし私たちが外食を控えていたら，家政婦を雇えて，もっと一緒に過ごせたかな？」と言っても良いでしょう。一時的な妥協点を提示し，それがお互いにとって良いものかどうか再検討することもできます。もしどの点にも同意できない場合は，もう一度，何が問題であるかを探り，再び同意できる点を探してみましょう。

相手の気を調整すると決めたら，怒りや恐れを感じたとしても，落ち着いて，自分の状態にマインドフルになる必要があります。あなたが衝動的に反応しているかどうかを知るには，身体に注意を向けるのが良いでしょう。もし身体のどこかがこわばっていたり，緊張していたりしたら，あなたは不快感に反応し，それを避けようとしたり，無視しようとしている可能性があります。このような身体感覚を手がかりとして，どのような思考や感情があるかを理解し，それらを受け止めてください。そして，自分の呼吸に波長を合わせることで，今この瞬間に戻ってください。あなたが落ち着き，今この瞬間にいるようになると，**マインドレス**な反応ではなくなり，より柔軟で創造的に，そしてマインドフルに対応するスペースができてきます。いつものように，自分に対して忍耐強く，そして思いやりをもってください。合気道流コミュニケーションのスキルを磨くためには，時間をかけた練習が必要です。初めは，恐れや怒りに相変わらず反応してしまうかもしれません。その場合，"入身転換"のプロセスに自らを導いてください。

"時に人は自分の意見に強く固執してしまい、当座は問題が解決できそうもないことがある"ことを認めるのも大切です。そもそも問題が何であるかということさえも、同意を得られないときがあるかもしれません。そして、お互いの信念が大きくかけはなれているように思えるときがあるかもしれません。最終的に、意見の不一致を認めなければならないかもしれません。もし感情が高ぶりすぎてしまったときは、恐れや怒りを鎮めるために、時間と物理的なスペースを取った後、落ち着いて話し合うのがベストのときもあります。また、いつ相手と向き合って、いつ身を引いたら良いかを理解しておくことも、健康な対人関係のために必要な知恵です。そして、当座の解決が不可能かもしれないと思われたなら、一旦相手から遠ざかるのもひとつの手です。

　調整、同意、方向転換、解消の仕方を学ぶことで、合気道流コミュニケーションは、攻撃というものを超え、さらには自己弁護も超えたところに向かいます。そして、高ぶった感情が鎮まり、つながり、共感、思いやり、調和が高まります。

❏ 探ってみよう——現在の対人関係のなかでのいつものパターンを見極める

　これまで紹介した、回避、受動的・能動的攻撃、犠牲者行動、アサーティブネス、転換というようなコミュニケーション・スタイルのなかで、あなたがよく使うものはありますか？　特定の人に対して行ってしまう、いつもの反応はありませんか？　下記の空欄に、そのような対人関係について心に湧き上がってきたことを記入してください。たとえば、もしあなたが特定の人に対して被害者行動を頻繁に取ってしまうことに気がついたら、そのやりとりが起こる様子を記入してください。誰がどんなことを言いますか？　そして、あなたのなかにどんな思考、感情、身体感覚が湧いてきますか？　結末はどうなりますか？　また、もしあなたが特定の人に対して攻撃的またはアサーティブであることに気がついたら、そのことを記入してください。自分のコミュニケーションスタイルを概観することで、気がつくことが多いかもしれません。そして、このことが悪循環を引き起こすいつものパターンから離脱できるきっかけになると思います。

_____

_____

_____

_____

_____

_____

あなたが，不健康な対人関係を維持させてしまういつものパターンに気がつきますように。そして，変化のためのスペースを作り出せますように。

次へと読み進める前に，呼吸とつながるための時間を少し取ってください。そして，先ほど書いたことをマインドフルに，思いやりをもって振り返り，受け止め，整理してみましょう。

> **よくある質問**
> 人とのコミュニケーションに恐れを感じますが，どう対処したらいいですか？
>
> 多くの人が，"他の人から受け入れてもらえないのでは？"という恐れをもっています。このような恐れは，傷ついているときや状況が曖昧なときに，強くなるかもしれません。恐怖を感じたり，自分に確信がもてなかったりするときに，自分の心を開くのは勇気がいるものです。過去の傷を受け止め，向き合い，癒すための時間を取ることが，解決の重要なポイントです。そのため，自分への思いやりや慈悲の心などのマインドフルネスの練習をするのが良いでしょう。また，友人など他の人の話を，関心，配慮，感情的な共鳴をもって深く聴く力を養うことも大切です。多くの人は，話を聴いてもらいたいという欲求を強くもっています。そのため，他の人に対する最も素晴らしい贈り物は，"相手の話を聴く"ことである場合が多いのです。

重要な対人関係におけるマインドフルネス

疎外感と防衛を感じやすいこの世の中で，詩人・作家・教師であるスティーヴン・レヴァインは，ハッとするような質問を投げかけています。「もしあなたが今すぐこの世を去ることになり，1本だけ電話ができるとしたら，誰に電話をし，何と言いますか？　そして，あなたはその電話をなぜ躊躇しているのですか？」（Jarski, 2007, 123）。私たちは，なぜ大切に思っている人に，自分の気持ちを伝えるのをためらってしまうのでしょうか？　私たちは自分が抱えている問題や心配に心を奪われてしまい，"個別性という幻想"が大きくなりがちですが，これは良好な対人関係には不要です。1951年に，デヴィッド・ボームが書いた『量子理論』は，私たちの物理学の理解を改めるだけではなく，対人関係をも見直させました。彼は「もし原子核粒子を2つの亜粒子に分け，宇宙の反対側に送り込むことができたら，一方の回転の変化が，瞬時に他の回転を変化させるだろう」と主張しました。それ以来，"非局在性"として知られるこの理論は，さまざま研究で繰り返し実証されてきました。そして，"私たちは相互につながっている"ということが知られるようになりました。それでは，自分の活動がマインドフルに展開すると，日常生活の対人関係にどのような影響があるのでしょうか？

私たちは身近な人との関係のなかで，誰がどのくらい自分を愛してくれているかを記録する貸借対照表のようなものを，心のなかにつくりがちです。あなたは，相手に与えたのと同じぐらいの愛を返してもらっているかを吟味したことがあるかもしれません。これはとても公平な視点かもしれませんが，実はこうすることで，憤慨と孤立感の種をまくことにもなります。もしあなたがこのように対人関係を見つめるなら，あなたのことを本当に愛しているかどうかを確かめるために，受動的攻撃でその人をテストしているのかもしれません。そのようなことをしていると，自分のなかに闇の部分を作り出すことになります。つまり，相手のあらを探すようになり，その人との間に感情的な距離が生まれ，対人関係に亀裂が生じます。そして，自分のなかにある心配と憤慨にとらわれるようになり，相手に対する誤解にもとづいて反応することになるかもしれません。

　マインドフルネスは，この状況を反転させる鍵となります。ここで，心理学者のジェームズ・カーソンたち（2006）によってなされた興味深い研究を紹介します。彼らは，恋愛中のカップルにマインドフルネス・ストレス低減法の修正版プログラムに参加してもらい，人間関係へのマインドフルネス・スキルを養ってもらうことを目指しました。この研究の結果，プログラムに参加したカップルは，相手をより受容することができ，相手との関係のなかでより大きな幸福を感じ，どんなに親密な関係でも起きるストレスフルな状況においても，それに上手に対処できるようになりました。このような結果が得られた理由に，マインドフルネスは共感を養い，そのことが相手に対する理解とつながりを深めたと考えられます。人は理解され，つながっていると感じるとき，衝動的に反応することがなくなります。対人関係のなかでマインドフルになれば，心のなかに湧き上がるいかなる恐れにも気がつくようになります。そのため，このような気づきをもつことで，避けたり，服従したり，仕返しをしたりする代わりに，相手に対して心を開くことを選択するようになります。

　もしあなたが心を開くのが怖いと感じるなら，あなたは一人ではないことを思い出してください。多くの人は，さまざまな理由で恐怖を感じています。もしかしたら，あなたが子どもの頃に，両親が同調してくれなかったため，恐怖を感じるのかもしれません。それはつらいことであり，すべての身近な関係のなかで同じパターンが繰り返されてしまうことを心配しているかもしれません。それとも，これまで何度も拒絶されたり，捨てられたりしたために，あなたの心は引き裂かれてしまっているかもしれません。そして，傷つく危険性を低めるために，パートナーや友人に対して愛を表現するのを避けてきたかもしれません。しかし，恐怖は，あなたが本当に望んでいる対人関係から，あなたを遠ざけるのです。

❏ 探ってみよう──なぜ愛し愛されることを恐れるのですか？

　人を愛したり，人からの愛を受け入れたりすることに対して自動的に防御してしまう理由は，多くあります。もしかしたら，あなたが子どもの頃に，両親があなたの気持ちを受け止めてこなかったのかもしれません。そのため，あなたは両親を大切だと思わないようになったかもしれません。もしかしたら，これまでにあなたは何度となく傷ついてきたため，再び傷つくのを恐れているかもしれません。あなたの親密な対人関係を思い浮かべてください。そして，あなたが心を開き，感じていることを表現するのを妨げている可能性のあるものを探ってみましょう。

_____

_____

_____

_____

_____

_____

_____

_____

　この探索をしてみて，あなたのなかに"恐れの壁"が立ちはだかっていることに気づいたかもしれません。あなたが自身への思いやりを養うことを願っています。そして，"マインドフルネスを練習することで，恐れのような感情でも自由に行き来できるスペースを心のなかに創り出し，さらに，あなたが選択すれば，そのスペースに愛が入る"ということを理解できますように。
　次へと読み進める前に，少し時間を取って呼吸につながってください。そして，先ほど書いたことをマインドフルに，思いやりをもって振り返り，受け止め，整理してみましょう。

職場での対人関係へのマインドフルネス

　本章で紹介していることは，すべて職場にも持ち込むことができます。実際，多くの人が，起きて活動している時間の大半を職場で過ごしています。そして，そこでさまざまな対人関係が展開されています。仕事がとてもストレスフルであることはよく知られています。そのため，苦手な人と接するための忍耐力が低下している可能性があります。3分の2の人が，仕事はストレスレベルに大きな影響を与えていると報告しています（American Psychological Association, 2004）。また，ストレスに関する企業の負担額は毎年3,000億ドルにも上ると言われています（American Institute of Stress, 2009）。短い時間で多くの仕事をこなすよう要求されているために，多くの人が疲労したり，集中できなくなったり，仕事の効率が落ちたり，健康を害したり，燃え尽きてしまったりしています。
　職場で多忙になると，気づかないうちに，自動操縦状態にいとも簡単に入ってしまいます。生産性を上げることに焦点を当てたり，締切に間に合わせようとしたりする必要があるとき，"一緒に働いている相手は生身の人間であり，彼らは話を聴いてもらいたいし尊重してもらいたいと思って

いること"を忘れがちです。32歳のコンピュータソフトの技術者であるジョーは，この典型例です。彼は上司（女性）に対してストレスを感じており，出社恐怖に苦しんでいました。なぜなら，1日の勤務の最後に提出する報告書に，上司は毎日のように文句を言っていたからでした。彼は上司の指示に渋々従い，上司のオフィスに呼ばれるたびに，緊張やイライラを感じていました。彼は上司の話を聴いているふりをしていましたが，上司が話している間，いつも心は上の空になっていました。

　結局，彼はこのストレスのために，マインドフルネス・ストレス低減法のプログラムに参加することになりました。そして，マインドフルネスの練習が進むにつれて，このアプローチをどのように職場や上司との関係に応用したら良いかわかるようになりました。このことがわかっただけで，上司が短気である理由に対して心を開けるようになりました。上司が人生のなかで失望したり，失ったり，傷ついてきたことを理解するようになると，上司は彼に対して優しく接するようになりました。彼が上司の言うことに対して心から耳を傾けはじめると，上司の発言の内容・仕方が，上司自身の仕事上のストレスを増やしていることを発見しました。そして，上司が彼に文句を言っていると思っていたのは，実は上司自身の業績評価に対する恐れから来ていることも発見しました。そこで，彼は上司への接し方を大きく変え，上司が大きな責任を担っていることに対して称賛しました。上司は彼に感謝し，母親が悪性のガンのために入退院を繰り返しているため，最近は疲れ切っていることを話してくれました。彼は，上司に対する同情をおぼえ，さらに慈悲の心さえ湧き上がりました。彼は心のなかで上司の健康，幸福，安全を願いました。その日以来，上司のオフィスまでの廊下を歩く際，リラックスし，呼吸も安定するようになりました。さらに，時々上司に対して彼が微笑んだり，上司が彼に対して心地良さそうに話したりするようになりました。

> **やってみよう／やらないでおこう！**
> **やってみよう**：多くの人は他の人の心が読めると思いがちですが，実際はそうではありません。先ほどあなたが記入した，愛し愛されることを恐れている人のなかから一人選んでください。その人に今すぐまたは後日，直接会うか，電話やメールで，あなたの気持ちを建設的に思いやりをもって伝えましょう。もし恐れを感じたら，それを受け止め，あるがままにしてください。そして，その人に気持ちを伝える作業に注意を優しく戻しましょう。これは難しい課題かもしれません。これを行うときは，まず自分自身に対して思いやりをもってください。あなたならきっとできますよ！
> **やらないでおこう**：時に，人との和解を模索するのが良いのか否かを見極める必要があります。対話をするタイミングが良くない場合があったり，そもそも良いタイミングなどない場合もあるかもしれません。もしそうであるなら，あなたの心のなかに平安を作り出すのが最も大切です。相手と話さなくても和解が訪れることもあるのを覚えておいてください。和解は，あなたの心のなかで起こるものです。その人と接触することが，あなたにとって益になるか否かを，少し時間を取って振り返ってみましょう。

苦手な人に対するマインドフルネス

　あなたがどんなにがんばったとしても，どうしても苦手な人はいるものです。しかし，その人との関係を絶つ前に，偉大な精神的指導者たちが"苦手な人は最良の師である"と言っているのを心に留めておいてください。もしこれが直観に反するようであれば，"自分のなかにある不快感に向き合わなければ，完全に自由になったり，愛したり，柔軟にはなれない"ということも考えてみてください。苦手な人は，あなたの嫌悪反応に気がつかせてくれ，人間関係へのマインドフルネスを深める素晴らしい機会を与えてくれます。苦手な人に対して，避けたり，受動的・能動的攻撃を向けたり，被害者意識をもったりせず，不快感に気がつく機会としていかに活用するかを考えてください。その人と一緒に合気道流コミュニケーションのスキルを磨くことも可能です。実際，苦手な人は，あなたをギリギリのところ（あなたが望んで行きたがらないところ）まであなたを押しやることで，あなたのスキルを向上させてくれます。私たちはそれぞれ異なっていますが，人間の体験には共通点があることを忘れないでください。つまり，私たちは皆，愛し愛されたいのです。先入観や習慣的な反応から一歩下がってください。そして，苦手な人を，傷ついたり，失ったり，失望したりしてきた仲間として見てください。苦手な人とのやりとりを苦痛としてではなく，慈悲の心を養い，人間関係へのマインドフルネスの練習機会として見てみましょう。このことは簡単ではないかもしれませんが，やるだけの価値が大いにあります。

練習の計画と振り返り

　この時点までに学んできた瞑想練習を1週間で最低5日は練習をするようにしてください。また，1週間に1回の割合で，練習の様子を振り返るための時間も予定に入れましょう。

フォーマル練習
□マインドフル呼吸法
□歩行瞑想
□ボディスキャン
□静座瞑想
□マインドフルヨーガ
□ストレスと不安に対するマインドフル自己探求
□慈悲の瞑想

マインドフルネスを日常生活で実践するためのインフォーマル練習が9つになりました。

インフォーマル練習
□マインドフル傾聴法
□日常生活における慈悲

□ RAIN
□ 習慣に対してマインドフルになる
□ 痛みに意識を向ける
□ STOP
□ 8つのマインドフルネスの態度をもって生活する
□ マインドフルネスを生活のなかに織り込む
□ マインドフルに食べる

フォーマル練習記録表

　フォーマル練習をするたび，下記の記録表に記入してください。そして，練習の様子を振り返ってみましょう。あなたにとって一番良いパターンに気がつきましたか？　この練習を継続するために，どんな改善ができましたか？

日付／練習	時刻	練習中に湧き上がった思考・感情・感覚／練習後の感想

インフォーマル練習の振り返り

　少なくとも1つのインフォーマル練習を毎日振り返る時間を取りましょう。毎日振り返ることで、インフォーマル練習を深めることができます。

練習	状況	練習前に気がついたこと	練習後に気がついたこと	練習で学んだこと

▶訳註

　1…アサーティブ＝相手を尊重しながら、自分の意見や感情を表現し、円滑な人間関係の形成・維持を目指す接し方。

第10章

健康的な生活
マインドフルな食事・運動・休息・つながり

　ここまで，マインドフルネスのさまざまなフォーマル練習とインフォーマル練習を行い，"ストレス，不安，苦痛に直面しているときでも，心のなかに安心，自由，平安をいかに養うのに役立つか"について探索してきました。本章では，心と身体の面で快適に生活するために，マインドフルネスがいかに欠かせないものであるかを学びます。ほとんど移動しない生き物とは異なり，人間は二足歩行する動物です。そのため，健康と幸福を維持するために，適切な食事，運動，休息を必要とします。そして，私たちは社会的な生き物であるため，人とのつながりも必要としています。

　ライフスタイルや健康管理にマインドフルネスを持ち込むことは，不安やストレスを軽減するためにも重要です。ストレスや不安を体験しているときは，自分自身を大切にするためのエネルギーが少なくなっている可能性があります。そのため，当面の自分の欲求を満足させるために，不健康な食べ物を食べたり，不健全な食習慣に陥ったり，運動をしなかったり，十分に睡眠をとらなかったり，他の人とのつながりのための時間を取らなかったりなど，さまざまな手っ取り早い解決法に頼ってきたかもしれません。これらの方略は，短期的な対処として役立ったかもしれません。ですが，長期的に見ると，健康や幸福に悪影響を及ぼし，ストレスや不安を逆に増加させてしまうのです。

マインドフルな食事（再考）

　私たちが生きていくためには，食べ物が必要です。酸素と水は，もっと重要です。食事の準備をしたり，食事をしたりすることは，私たちの生活にとって必要不可欠ですが，これにマインドフルな意識を向けてみてはいかがでしょうか？　実は，食べ物を買い，食事を準備するプロセスは，マインドフルネスのための最高の機会を提供してくれるのです。さまざまな食べ物の色，質感，香りを感じてみてください。料理をするプロセスのなかで，食べ物の味や質感の変化に注目してください。手にしている調理器具の感触を感じ，レンジの上にあるフライパンから聞こえる焼ける音に耳を傾けてください。そしてできあがったときに，さまざまな食材が変化し，混ざり合う様子に注目してください。このプロセスに，慈悲の心を持ち込むこともできます。具体的には，食事をする人が健康，幸福，愛で満たされることを願って，丹念に愛情をもって食事を準備することができます。料理をする人のエネルギーが食べ物に伝わると信じる人もいます。これが本当かどうかは別にして，このようにすることで，あなたが失うものは何ですか？　もし何もなければ，このことはマインドフルネスを高めるのに役立つでしょう。

多くの人は，食事中に心がどこかに行ってしまうことが多いと思います。テレビ，コンピュータ，本，会話，過去の記憶，将来に対する思いや計画などに，心が分散してしまっているかもしれません。また，口に入れた食べ物にあまり注意することもないかもしれません。その結果，食べ物を楽しむチャンスを失い，食べすぎてしまうかもしれません。**マインドレス**に食べたり，急いで食べたりすると，健康を害する可能性があります。胃弱の人は，もし食べ物をもっと長く噛み，ゆっくり食べるようになると，胃の不快感が軽減すると言われています。

本当に空腹であるかどうかを身体に聴いてみてください。もし空腹であれば，食べ物に対してマインドフルになってください。食べ物を噛み砕き，味わい，飲み込むプロセスを味わってください。そして，十分に食べたと感じて，食事を終えるときにも意識を向けてください。また，空腹でもないのに何かを食べたくなったときにも意識を向けてください。もしあなたが感情的な理由で食べるとしたら，食べ物で感情をなだめたり，自分を誤魔化したりせずに，その感情に対してマインドフル自己探求を試みてください。もし手っ取り早く活力を得たり，気持ちを変えたりするために飲食するとしたら，このような不健康な習慣に陥らせる状況や感情を理解できるように，マインドフル自己探求を試みてください。もしあなたが活力を必要としているのであれば，本当はもっと休息するほうが良いのかもしれません。

基本的なレベルでは，身体は絶えず自力で回復しており，食べ物はこのプロセスにエネルギーと原料の両方を提供します。このように考えてみると，「食が身体を作る」という古くから言われている言葉が，あらためて理解できると思います。ジャンクフードやファーストフードをまさに口にしようとするときに，このことを考えてみてください。人工的な原料やカロリーしかない原料からできている食べ物を摂取すると，身体を健康に保つことができません。最適な食事は何から構成されているかについては，数多くの理論がありますが，自分が食べる物の健康への影響を考えてみるのは重要なことです。さらに，私たちの身体は，皆異なっていることも忘れてはいけません。1956年に，生化学者のロジャー・ウィリアムスは，『生化学的個体』（*Biochemical Individuality*）という画期的な本のなかで，私たちは皆，遺伝子的にも生化学的にも唯一の存在であるという考えを提案しています。このように，私たちは生体構造，代謝，必須栄養量において異なっているため，マインドフルネスは，自分にとって最適な食事を決定する際にとても役立ちます。マインドフルな食事を続けると，食べ物が自分にどのような影響を与えるかについての気づきが深まります。あなたは食事をした後，気分は良いですか？　それとも悪いですか？　活力を感じますか？　それともあまり感じませんか？　そして，その活力は維持されますか？　それともすぐになくなってしまいますか？　特定の食物のおかげで，不快な症状が出たりしませんか？　その症状は，胃腸の不快感だけに留まらず，心拍を上げたり，目眩や頭痛などを引き起こしたりするかもしれません。

❏ インフォーマル練習──マインドフルな食事（再考）

第1章では，レーズンをマインドフルに食べるというフォーマル練習を紹介しました。その際，食べ物の味だけではなく，外見，香り，質感，音も含んだすべての感覚体験に注目してきました。これから，意識と感謝を，食べ物をテーブルに運ぶまでに関わったすべての人とプロセスに広げます。食べ物を口に入れる前に，農家の人，トラックの運転手，スーパーで働く人のことを考えてく

ださい。もしあなたが自分で料理をしなかったら，あなたのために，時間と愛情をかけて食事を準備してくれた人に感謝してください。そして，食べ物に栄養に織り込ませ，さらに食べ物とあなた自身に土台を提供してくれている太陽，土，水，空気へと感謝を広げてください。食べはじめる前に，このように食べ物に対して振り返ることができるのは，本当にありがたいものです。食べ物を口に入れる前に，ティク・ナット・ハンからの影響を受けた下記の文章（Deer Park Monastery, 2009）を心のなかで復唱するための時間を少し取ってみましょう。

- 私の心身を育むために，大地，空，すべての生き物が与えてくれた贈り物として，この食べ物をいただけますように。
- この食べ物をいただけるだけの価値を私がもつために，マインドフルネスと感謝をもっていただけますように。
- 食べすぎなどの不健康な習慣を認識・変容し，節度をもっていただけますように。
- 生き物の受難を減らし，地球を保全し，地球温暖化傾向を反転させるような食事の取り方をすることで，思いやりが活かせますように。
- この食べ物をいただくことで，他に奉仕するための体力が得られますように。

　心の準備ができたら，食べ物を口に近づけてください。口を開けて，食べ物を口に入れてください。そして，次に起こることに細心の注意を払ってください。口のなかで，その食べ物がどのように感じられますか？　思考，判断，物語が心のなかに現れましたか？　もし現れたら，それらを優しく受け止め，食べはじめた口のなかで展開される感覚に焦点を戻してください。味に注目してください。それは甘かったり，酸っぱかったり，土っぽかったり，苦かったりしますか？　舌触りは，滑らかだったり，カリカリしたり，ザラザラしたり，硬かったりしますか？　噛みつづけていると味が変わりますか？　口にした食べ物がどのように変化し，どのように飲み込まれていくかに注目してください。この一連のプロセスをあるがままに受け止めましょう。

　ここで，マインドフルネスのプログラム参加者であるヘンリーの話を紹介します。彼は，レーズンを食べるときはいつもひとつかみ取って，口に一度に押し込んでいました。彼はこのような食べ方をずっとしてきました。レーズンをマインドフルに食べる練習を初めてしたとき，一つひとつのレーズンのさまざまな部分の曲線や光を反射する部分，そして，耳元でグニャグニャとなる音に注目しました。そして，レーズンには香りがあることにも気がつきました。このすべてが彼にとってとても興味深いものでした。しかし，彼がレーズンを口に入れて食べはじめると，予想もしなかったことが起こりました。それまで彼はレーズンの味を楽しんできていなかったことに気がついたのです。彼はずっとレーズンを口に放り込んできたときは不機嫌なことが多かったのですが，マインドフルに食べることで，これまでレーズンの味にほとんど注意を払っていなかったことにも気がつきました。最終的に，本当はレーズンが好きではないことにも気がつき，彼はおかしくなったそうです。

　このようなことは，誰にでもあることです。しかし，私たちは，食べ物に対してあまりにも意識を向けていないことに，あらためて驚かされます。食べ物に対してマインドフルネスを向けることで，美味しくて健康を増進する食べ物を選択するようになり，そして，自分を大切にすることを知

るようになるのです。

❏ 探ってみよう ——"気持ちを落ち着かせるために食べること"を理解する

　子どもの頃，病気になったり落ち込んだりしたとき，誰かから心がホッとするような食べ物をもらった経験があると思います。母親や父親から，好きな食べ物やお菓子をもらった心温まる記憶があるかもしれません。今はもう大人ですが，怒り，悲しみ，不安，混乱というような強い感情が湧き上がってきたとき，気持ちを落ち着かせるために何かを食べることがあるかもしれません。あなたの食のパターンと気分の相互作用を振り返ってください。あなたには，気持ちを落ち着かせるために食べる何か特定のものがありますか？　怒ったり，悲しかったり，不安だったり，混乱していたりするとき，その気分に合わせて異なった食べ物を選びますか？　あなたの気分と食パターンとの関係について，気がついた点を書き留めてください。また，特定の状況や対人関係の影響を受けて食べる傾向があるかどうかも振り返ってみましょう。

_____

_____

_____

_____

_____

_____

　いつ何を食べるかについて，気分がどのように影響しているかを振り返るだけでも，その瞬間の気づきを深めることになります。そして，不快な感情が，**マインドレス**に食べたり，不健全な食べ方をしたりするきっかけとなることに気がつくことができます。そして，気がついた瞬間にあなたは自分の対応を選択することができます。つまり，ヴィクトール・フランクルが指摘したように，あなたの対応に，あなたの成長と自由がかかっています。

　次へと読み進める前に，この探索であなたが書いたことすべてに対して，思いやりをもって振り返り，受け止め，整理するための時間を少し取ってみましょう。

マインドフルな運動

　人間は，活動的な生き物です。ストレスや不安に対処するために運動をすることができるという，人間の活動的な側面に焦点を当てることは重要です。実際，ストレスを発散するには運動が一番です。運動することで，ストレスホルモンの放出が減り，エンドルフィンという良い気分にさせる神経伝達物質が増えます。過度にならなければ，ほとんどの人が運動をした後は良い気分になります。身体を動かすことは楽しく，しかも健康に良いというのは，素晴らしいことだと思いませんか？　大切なのは，毎日身体を動かし，そして汗が出るまでしっかり行うということです。"マインドフルネスはつねにゆっくり行うものだ"と誤解されることが多いのですが，本当のところは，"意識を向けること"を意味しているだけです。そのため，マインドフルにゆっくり歩くこともできますし，マインドフルに全速力で走ることもできるのです。

　前でも説明しましたが，ヨーガは文字通り「結びつける」，つまり「心と身体を結びつける」ことを意味します。どのような身体活動にもマインドフルネスを持ち込めば，明確な恩恵が得られます。ボディビルダーであり，映画スターであり，政治家でもあるアーノルド・シュワルツェネッガーは，「特定の筋肉の動きに完全に集中して，エクササイズをマインドフルに1回やるほうが，カリフォルニア州の知事になることで注意が散漫なまま20回行うよりも，明らかに良い結果が得られます」と繰り返し言っています（Moore and Stevens 2004, 34）。私たちはシュワルツェネッガーのように筋肉隆々になる必要はありませんし，それを目指す必要もありません。しかし，運動にマインドフルネスを持ち込むことで，どのような活動であっても，そこから得られる恩恵を最大にすることができます。そして，運動の過不足について身体の知恵に耳を傾けることもできます。

　歩行瞑想やマインドフルヨーガで行ったように，運動や身体活動にマインドフルネスを持ち込んでみましょう。身体活動に意識が向いていると，より運動を楽しむことができるのを発見するかもしれません。

❏ インフォーマル練習——マインドフルな運動

　日常生活のなかに，意識を向けながら身体を動かす方法が多くあります。たとえば，ストレッチ，ランニング，ヨーガ，気功，太極拳，水泳，シュノーケリング，水上スキー，スキューバーダイビング，アイススケート，ハンググライダー，自転車，ボート漕ぎ，スキー，バトミントン，ラクロス，体操，スノーボード，カヌー，ピラティス，サッカー，ダンス，フットボール，卓球，テニス，ホッケー，ハイキング，ジムや自宅でのトレーニング，などがあります。体を動かして健康を維持する方法は，本当に山のようにあります。あなたが選択した運動や身体活動を，1週間通じて行うことをお勧めします。その際，ウォーキングを見落とさないでください。なぜなら，シンプルで効果的なのに，特別な器具や費用が不要で，さらに，ほぼいつどこでもできるからです。

❑ 探ってみよう——"運動に対する抵抗感"に対処する

　あなたにとって，運動するのは難しくはないですか？　継続しようと決めた運動にさえ，抵抗を感じていませんか？　運動することを妨げている壁があるとしたら，それは何ですか？　身体を動かす妨げになっているものについてじっくり検討し，身体，思考，感情のなかに湧き上がってくるものを探るための時間を取ってみましょう。逆に，運動しやすいと感じられる時間帯や状況はありますか？　簡単にもっと活動的になるための方略を思いつきましたか？　もしかしたら，友人と一緒なら運動を楽しめるかもしれません。また，別の活動をしながら運動するのも良いかもしれません。

_____

_____

_____

_____

_____

_____

　運動をする際，あなたは実際どのくらい運動ができるかを自分自身に聴いてみることが大切です。気持ちがはやっても，運動量はやや少なめにしてください。なぜなら，こうすることで自信がつき，運動に対する抵抗感が減るからです。

　次へと読み進める前に，この探索であなたが書いたことすべてに対して，思いやりをもって振り返り，受け止め，整理するための時間を少し取ってみましょう。

休息という贈り物

　自然は，私たちにバランスを教えてくれます。日中は光，夜は闇が毎日もたらされ，それぞれがこの世界を支えています。もし光だけ，または闇だけしか存在しなかったら，生命はこのように繁栄しなかったでしょう。伝道の書（旧約聖書）の3章1節では，「天が下のすべての事には季節があり，すべてのわざには時がある」と書かれています。運動するための時間をつくることが重要なのと同様，休息するための時間をもつことも大切なのです。

　何事も過剰にやりすぎていないかを自問することは大切です。多くの瞑想初心者は，練習中によく眠ってしまうと訴えますが，これは逃避が原因の場合があります。しかし，疲労が原因である場合も多いのです。もしあなたが身体の欲求に応えていないなら，活動と休息という自然のサイクルから簡単に離れてしまいます。瞑想用クッションを見ると瞑想をしなければと思うかもしれませんが，心の底では，「このクッションを枕にして寝たらいいんじゃない？」とささやいているかもしれません。あなたが，心の底から来る声に耳を傾け，必要なときには休息ができることを願っています。きっと，しっかり昼寝をしておけば，瞑想への準備ができると思います。

❏ インフォーマル練習──休息という贈り物

　毎日のスケジュール帳を，活動計画だけではなく，何もしないことを思い出すためにも使ってください。病院の予約をするような感じで，「何もしない」を予約するのはどうですか？　時々，何もしない，どこへも行かない，誰とも関わらないでいると，大いに癒されます。「何もしない」もさまざまあります。たとえば，昼寝をしたり，早目に就寝したり，遅く起きたり，椅子にゆったり座ったり，部屋の外を眺めたり，ぼんやりしたり，足をあげて横になったりすることができます。電話，ラジオ，コンピュータ，ステレオなどの多くの電気機器のスイッチをオフにして，孤独と何もしないことをただ楽しんでください。もしもっと自然に触れたいのであれば，海岸や湖や小川のほとり，砂漠，山，森，静かな自然のなかで，半日ほどブラブラして過ごす計画を立ててください。これらの環境のなかで過ごすだけで，何が起こるかに注目してください。もしあなたに小さな子どもがいるのであれば，ベビーシッターに子どもを預けて，あなただけで，またはパートナーと共に，何もしない時間を過ごすのも良いでしょう。驚かれるかもしれませんが，あなたが休息をしても世界が壊れることはないでしょう。

❏ **探ってみよう**——"休息に対する抵抗感"に対処する

　あなたにとって，リラックスするための時間を取るのは難しいことですか？　リラックスしようと決めたときでさえも，リラックスすることが難しいですか？　休息を邪魔するものについてじっくりと検討してみてください。少し時間を取って，身体，思考，感情に湧き上がってくるものを探索してください。逆に，容易にリラックスできる時間帯や状況はありますか？　また，簡単にもっとリラックスするための方略を思いつきましたか？　もしかしたら，あなたは誰かに家事を助けてもらう必要があるかもしれません。または，まず周りの誰かがリラックスできるように配慮して，その後に自分が快適に休めるようにするほうが良いかもしれません。

_____

_____

_____

_____

_____

_____

_____

_____

　現代社会では，どんな犠牲を払ってでもつねに活動的・生産的であることが求められるため，「何もしないこと」はその対極のように感じられるかもしれません。しかし，何もしないことは，あなたのメンタルヘルスを向上させるという点で意味があり，実は"生産的な活動である"と考えることができます。このように時々リラックスするための時間を少し取ることは，心や身体が本当に望んでいることかもしれません。

　次へと読み進める前に，この探索であなたが書いたことすべてに対して，思いやりをもって振り返り，受け止め，整理するための時間を少し取ってみましょう。

つながり——私たちは孤独ではない

　私たちは，この世の中に一人でやってきて，一人で去っていくものですが，人間は社会的な生き物であり，生きるためにお互いを必要としています。私たちをつなぐための終わりのない道やコミュニケーションツール，そして農業，教育，科学技術の発展など，私たちが作り上げた世界を見つめてください。人間は，お互いに支え合い，お互いに学び成長し合い，お互いに分かち合っています。そして，宇宙は広大で，今なお膨張しつづけています。しかし，今のところこの地球上に存在する人間だけが私たちの仲間なのです。

　幸福を最も強く感じることができるのは，愛し愛されるときです。実際，人との愛のあるつながりが身体的健康に不可欠であることを示す研究が増えています。心臓病に対する画期的な治療法を開発した心臓専門医であるディーン・オーニッシュは，愛のあるつながりの重要性を説いた *Love and Survival*（1999）を出版しています。彼はこの先駆的な本のなかで，愛し愛されることと他の人とのつながりは，健康と幸福を増進し，さらには寿命を延ばし，病気から回復させるという多くの研究を引用しています。そのなかのある興味深い研究では，世話をしなければならないペットや植物がある老人ホームの住人は，何も世話するものがない住人よりも長生きしたことが示されています。また，他の研究は，有意義な対人関係をもち，人生に意義を見出している人は，長く生き，そして最も重要なことに，そうでない人よりも幸せであることを示しています。同じことが，地域社会に貢献したり，何らかの精神的つながりをもったりしている人にも言えるそうです。

　あなたはマインドフルネスと瞑想の内なる旅を追究するにつれて，自分自身とよりつながるようになるでしょう。そして，自分に対してより理解と思いやりをもてるようになり，人生の目的，情熱，および"人生に意味を与えるもの"につながるようになります。自分自身とのつながりは重要な出発点になり，より純粋で深い他の人とのつながりのための強固な土台になります。

　このようなつながりは，人間同士のつながりを超えることも理解しておいてください。これは第8章で学んだ慈悲の瞑想で得られる恩恵のひとつです。つまり，意識が広がり，生きとし生けるものとのつながりを養えるのです。そのような広大な広がりがあるにもかかわらず，この瞑想は，あなたの心から始めることができるのです。私たちはすべてこの世界のなかに居場所をもっています。そして，その居場所があるのを喜ぶことができたら，どんなに素晴らしいことでしょうか。有名になったり，世界が称賛するようなことをしたりする必要はありません。野心や達成や承認を求める気持ちには限りがなく，結局は，プライドやうぬぼれのために大きな苦悩が生じてきます。人生の目的と平安を見出すには，自分の心のなかを見つめてください。ニネベの聖イサクは，「自分の魂と仲良くしなさい。そうすれば，天と地はあなたに平安をもたらすでしょう。あなたの内なる宝庫に入りなさい。そうすれば，天にあるものが見えるでしょう。なぜなら，その両方に入るための入り口はひとつしかなく，天国への階段は，あなたの魂のなかに隠されているからです。あなたのなかに飛び込みなさい。そうすれば，あなたの魂のなかに，天国への階段を見出すでしょう」（Oman, 2000, 251）と優しく勧めています。

❏ インフォーマル練習──マインドフルなつながり

　人間は社会的な動物です。そして他の人，世界，森羅万象との良い関係は，私たちの生活を豊かにします。あなたがつながりを深めると，与えたり受けたりという相互のやりとりに喜びが増すようになります。そして，最終的には誰が与え，誰が受けているかはどうでもよくなるかもしれません。

　つながりを養うために，できることはたくさんあります。家族，友人，あるいは誰に対してでも，その人の様子を誠実に聴き，その人が言うことを注意深く聴いてください。誰もが話を聴いてもらいたい，理解されたいと思っています。また，見知らぬ人も含め，誰かに親切にしてください。子ども，老人，あるいは助けを必要としている誰かを自発的に援助してもいいかもしれません。世界を良くするための団体に対して時間とエネルギーを捧げることもできますし，ペットと遊んだり，ガーデニングをしたり，ゴミを拾ったりもできます。見返りを求めたり期待したりすることなしに，この世界とそのなかで生きているすべての生き物につながることの素晴らしさを感じてみましょう。

やってみよう！

あなたは，周りの人とどのようにつながっていますか？　あなたと多くの時間を一緒に過ごす人たちは，あなたを支えてくれている人ですか？　それとも，そうではありませんか？　あなたを支えてくれる人たちを心のなかに思い浮かべたり，書き出したりして，その人たちとのつながりを深める方法を探ってください。その人に電話をして，会う約束をしたり，ただ話したりするのも良いでしょう。愛する人に手紙を書いたり，メールを送ったりするのも良いでしょう。家族や友人を散歩に誘うのも良いでしょう。それとも，子どもと遊んだり，犬を散歩に連れ出したり，猫をなでたりする時間をもってもいいかもしれません。今から実行するか，または，これを実行する日を予定に入れてみましょう。

❑ 探ってみよう——"つながることに対する抵抗感"に対処する

　つながりを切望しているのに，ためらったり，抵抗を感じたりするときがあるかもしれません。あなた自身，他の人，世界とつながるのを思い留まらせるものは何ですか？　つながろうとするときに，恐れがありますか？　他の人やあなたの周りのより広い世界から距離を取るために，言い訳をしていることに気づいていますか？　少し時間を取って，身体，思考，感情のなかに湧き上がってくるものを探索してください。逆に，つながるために，またはそのつながりを深めるためにすでに行っていることを振り返ってみましょう。このようなつながりを増やす方法はありますか？　つながりを体験するとき，心と身体のなかではどのように感じますか？

_____

_____

_____

_____

_____

_____

_____

　"メンタルヘルスにとって重要な点は，他の人との健康的な関係を養うことである"というのは確かだと思います。しかし，他の人とつながるのを邪魔する壁や障害があることも多いのです。他の人とつながるプロセスを探るために時間を取っている行為さえ，あなた自身への贈り物であることが理解できますように。

　次へと読み進める前に，この探索であなたが書いたことすべてに対して，思いやりをもって振り返り，受け止め，整理するための時間を少し取ってみましょう。

よくある質問
より良い生活を送るために，瞑想，健康的な食事，運動，休息，人とつながる以外に必要なことはありますか？

　私たちは，"もっと良くなるために，もっと努力しなければならない"と考えがちです。そのため，どんなに努力しても十分と感じられず苦しむことがあります。絶えず努力をする習慣は多くの人にありますが，そのことが苦難の原因にもなりうるのです。しかし，この習慣に気がついた瞬間に，あなたは今ここにいることになり，再度マインドフルであることを選択できるのです。まず，マインドフルネスの"力まない"という姿勢を試してください。そして，生活をより良くするためにあなたがすでに行っていることを続けるだけで十分です。仏陀は，実際に体験することで，何が真実であって，何がそうではないかがわかると説いています。もしあなたが健康的なライフスタイルで生活していれば，そのことがわかるでしょう。もしそのように生活していないのなら，それが健康的なライフスタイルでないことを理解するようになるでしょう。実際の体験から得られる知恵を信頼しましょう。

❏ ストレスをどの程度感じていますか？

　第10章まで終了しました。おめでとうございます。本書と一緒にしてきた旅のなかで，あなたはさまざまなフォーマル練習とインフォーマル練習を通して，マインドフルな生活を養ってきたと思います。このことをするために貴重な時間を費やしてきた自分自身に感謝しましょう。本書を読みはじめたとき，序文の最後のページ（p.27）で主なストレッサーをリストに書き込み，強度を評定しました。本書の中間点で，そのリストを見直し，ストレッサーを再度評定しました。次の第11章では，マインドフルネスの練習を継続するための計画を立てますが，その前に少し時間を取って，再びそのページに戻り，ストレッサーを見直し，今の状態を再度評定してください。

　これをマインドフルなプロセスにするようにしてください。評定する前に，呼吸に意識を向け，身体をチェックするための時間を少し取ってください。そして，各ストレッサーについて考え，以前と異なっていると感じるか，それとも同じだと感じるかを調べてみてください。もし新しいストレッサーが発生していたら，リストに加えて評定しましょう。

練習の計画と振り返り

　この時点までに学んできた瞑想練習を，1週間で最低5日は練習をするようにしてください。これらの練習を1，2週間後まで予定に入れてください。なお，これまで学んだ練習を組み合わせて行っても構いません。また，1週間に1回の割合で，練習の様子を振り返るための時間も予定に入れましょう。

フォーマル練習
☐ マインドフル呼吸法
☐ 歩行瞑想
☐ ボディスキャン
☐ 静座瞑想
☐ マインドフルヨーガ
☐ ストレスと不安に対するマインドフル自己探求
☐ 慈悲の瞑想

マインドフルネスを日常生活で実践するためのインフォーマル練習が下記のようになりました。

インフォーマル練習
☐ マインドフルなつながり
☐ 休息という贈り物
☐ マインドフルな運動
☐ マインドフル傾聴法
☐ 日常生活における慈悲
☐ RAIN
☐ 習慣に対してマインドフルになる
☐ 痛みに意識を向ける
☐ STOP
☐ 8つのマインドフルネスの態度をもって生活する
☐ マインドフルネスを生活のなかに織り込む
☐ マインドフルに食べる

フォーマル練習記録表

　フォーマル練習をするたび，下記の記録表に記入してください。そして，練習の様子を振り返ってみましょう。あなたにとって一番良いパターンに気がつきましたか？　この練習を継続するために，どんな改善ができましたか？

日付／練習	時刻	練習中に湧き上がった思考・感情・感覚／練習後の感想

インフォーマル練習の振り返り

少なくとも1つのインフォーマル練習を毎日振り返る時間を取りましょう。毎日振り返ることで，インフォーマル練習を深めることができます。

練習	状況	練習前に気がついたこと	練習後に気がついたこと	練習で学んだこと

第11章

練習を続ける

　あなたは，このワークブックの最終段階まで来ることができました。おめでとうございます。これで終わりのような気がするかもしれませんが，実は，新しい生き方への第一歩を踏み出しただけなのです。マインドフルネスは，今ここで体験するものに細心の注意を向けることから始まります。それは，ただ瞬間瞬間に展開する命と呼吸を体験するプロセスなのです。

　このワークブックを通して，あなたはさまざまなフォーマル練習とインフォーマル練習を学んできました。また，日常生活のなかにマインドフルネスを織り込む方法も学んできたと思います。この練習を続けることで，深いレベルまで洞察と共感を養い，健康と幸福の増進に関してより積極的になることができると思います。その際，日々の生活において今この瞬間に注意を向けることが重要です。将来，あなたがストレスフルな状況を見極め，それに対してマインドフルになれば，すぐにでもいつもの反応や心のなかの落とし穴から解放されるでしょう。このことで，新しい可能性やより上手な対応のための道が開かれるでしょう。この気づきを養うための一番良い方法は，フォーマル練習とインフォーマル練習の両方をできるだけ続けることです。マインドフルネスはいつでも練習できること，そして，"今この瞬間に意識がないことに気がついたまさにその瞬間に，あなたは再び今この瞬間に立ち戻っていること"を忘れないでください。これはとてもシンプルなことです。

　そうは言っても，継続的に練習をし，マインドフルネスを養うには，ある程度のプランとスケジュールが必要です。下記で，フォーマル練習とインフォーマル練習を継続するためのいくつかの提案をします。

- **最初の月**：次の数ページで，今後1カ月間のあなたの練習を計画し，探索していきましょう。いくつかのフォーマル練習とインフォーマル練習を選択し，練習と振り返りの時間のスケジュールを作成してください。つまり，このワークブックですでに行ってきたことと同じことをします。
- **1カ月以降**：1カ月以降は，日によってやってみたい練習を順番に選択して行ってください。
- **ワークブックの振り返り**：心の準備ができたら，初心に返って，このワークブックを最初から読み返してください。練習やワークブックに新たな発見があるかもしれません。このワークブックを読み返すこと自体，練習に対する取り組みを強めることができます。
- **コミュニティ**：同じ志をもった人たちが集う仲間とのつながりは，重要視してもしすぎることはありません。後で紹介する「資料」では，各地のマインドフルネス瞑想グループを探すのに役立つ情報を提供します。また，このワークブックの内容に焦点を当てたオンラインのマイン

ドフルネス・コミュニティ（www.mbsrworkbook.com）を訪ねることも検討してみてください。

❏ 探ってみよう──オリジナルのフォーマル練習を作り出す

　マインドフルネスの練習の仕方は，一人ひとり異なっています。そして，いくつかの練習は，他の練習よりもあなたに合っているかもしれません。本書ですでに学んだフォーマル練習のリストを見て，各練習で得られた体験を探索し，それぞれ練習を比較してみてください。これまで書いてきたフォーマル練習記録表を読み返してみると，今後どの練習を重点的に行えば良いかがわかるかもしれません。

フォーマル練習
- レーズンをマインドフルに食べる
- マインドフルチェックイン
- マインドフル呼吸法
- 歩行瞑想
- ボディスキャン
- 静座瞑想
- マインドフル臥位ヨーガ
- ストレスと不安に対するマインドフル自己探求
- マインドフル立位ヨーガ
- 慈悲の瞑想

マインドフルネスは一見シンプルに感じられるかもしれませんが，マインドフルネスの練習には努力と自制心が必要であることを，この時点までに理解できていると思います。私たちは，いとも簡単に，使い古された心の溝にはまり込み，自動操縦状態に陥ってしまいがちです。今後，練習をするのを忘れてしまうときが来るでしょう。ですが，そのようなときも，自分を責めないでください。練習を忘れていることに気がついたとき，あなたは今この瞬間に立ち返っているのを忘れないでください。そして，練習を再開できるように自分に誘いかけてみましょう。

フォーマル練習のスケジュールを決める

今後1カ月間のスケジュールに，毎週2または3つのフォーマル練習を入れてください。好みの練習や簡単な練習を重視するのはあなたの自由ですが，マインドフルネスを継続的に深めるために，より難しい練習も時には選択してください。また，毎週，振り返りの時間も取ってください。こうすることで，練習に十分に取り組むことができ，あなたにとってどの練習が役立つか理解できるようになります。また，不安やストレスを減らし，自分に対する思いやりを養うための最良のフィードバックが得られます。次へと読み進める前に，今後1週間の練習のスケジュールを立ててみましょう。

❏ **探ってみよう**──オリジナルのインフォーマル練習を作り出す

フォーマル練習にオリジナルの方法があるのと同様，インフォーマル練習のなかでも特に自分に合っていると思うものがあるでしょう。これまであなたが学んだインフォーマル練習の下記のリストを読んで，各練習で得られた体験を探索し，それぞれの練習を比較してみてください。これまで書いてきたインフォーマル練習の振り返りを読み返してみると，今後どの練習を重点的に行えば良いかがわかるかもしれません。

インフォーマル練習
- マインドフルに食べる
- マインドフルネスを生活のなかに織り込む
- 8つのマインドフルネスの態度をもって生活する
- STOP
- 痛みに意識を向ける
- 習慣に対してマインドフルになる
- RAIN
- 日常生活における慈悲
- マインドフル傾聴法
- マインドフルな食事（再考）
- マインドフルな運動
- 休息という贈り物

● マインドフルなつながり

_____
_____
_____
_____
_____
_____
_____
_____

　マインドフルネスを練習する環境は，あなたの周りにあります。あなたの日常生活にマインドフルネスを溶け込ませることで，マンネリ化した行動を壊し，新鮮さを取り戻すことができます。その結果，ありふれたように感じられたものが，並はずれた素晴らしいもの変化する可能性があります。リチャード・カールソンは，彼の本（*Don't Sweat the Small Stuff : And It's All Small Stuff* (1997)）（小沢瑞穂＝訳（2001）『小さいことにくよくよするな！――しょせん，すべては小さなこと』サンマーク文庫）のなかで，「調子の良い時期には感謝し，調子が悪いときにはリラックスするのを，自然にできるようになる自分に気がつくだろう」と言っています。あなたが，生活のすべての面にマインドフルネスを持ち込みつづけることができますように。

インフォーマル練習の継続

　これまで行った探索で明らかになっていると思いますが，本書のインフォーマル練習のなかで，あなたが共鳴し，得るところの大きいものを中心にして，継続的に日常生活で練習をしてください。これらを土台にして，あなたオリジナルのインフォーマル練習を作り出してください。また，どんな日常生活の活動もインフォーマル練習にすることができることも心に留めておいてください。私たちは今この瞬間にだけ生きているため，今この瞬間にできるだけ留まってはいかがでしょうか？　そのためには，自分の感覚にチャンネルを合わせ，湧き上がってくる思考や感情に意識を向けてみましょう。ここでいくつかの例を紹介します。

- 入浴の際は，お湯の温度，石鹸，泡に注目してください。浴室内の香り，泡がはじける音，水のはじく音に意識を向けてください。色，形，肌触りで，何か気がつくことはありますか？ 思考，記憶，感情が心のなかに湧き上がってきましたか？ もし湧き上がってきたなら，それを受け止め，あるがままにしてください。そして，入浴しているというその瞬間に，優しく意識を戻してみましょう。
- 音楽を聴く際は，現れては消え，そして変化するリズムを聴き，感じてください。その音楽に関連して湧き上がってくる身体感覚，思考，感情にも注目しましょう。
- 友人と一緒に過ごす際は，マインドフルに話を聴くことを意図的に選択してください。もしあなたの心が勝手にさまよってしまったら，それを受け止め，あるがままにしてください。そして，深く聴くことに意識を戻しましょう。

　他のいくつかの活動も，ストレスを和らげるのに大変役立つことを知っておいてください。たとえば，運動，湯船につかること，笑うこと，日記を書くこと，ヨーガ，散歩，ガーデニングなどがお勧めです。すべての活動をリストアップすると非常に長くなります。また，そのリストは自分オリジナルのものになると思います。ある人にはゴルフをすることでリラックスできても，他の人にはあまり魅力的ではないかもしれません。ある人には音楽を聴くことでリラックスできても，他の人には気持ちが乱されるかもしれません。あなたにとって，どのような活動がストレスの低減・対処に役立つかを見分け，どの活動に重点を置くかを判断する際に，マインドフルネスを用いることをお勧めします。もしこれらの活動にマインドフルネスを持ち込めば，そこから得られる恩恵が倍増する可能性が高いと思います。また，すでに気がついていたかもしれませんが，インフォーマル練習に対してマインドフルに振り返ることを続けるのも大切です。こうすることで，あなたの練習から得られる恩恵を最大限に引き出せるでしょう。あなたオリジナルのマインドフルネス練習リストを作り上げるときは，次ページから続く活動を参考にしてください。

☐湯船につかる
☐収集する（切手，貝殻など）
☐リサイクルや寄付のために古いものを分類する
☐ジョギングまたは散歩をする
☐音楽を聴く
☐笑う
☐人の話を聴く
☐読書をする
☐クラフト（陶芸，木工など）をする
☐仲の良い友人と夜を過ごす
☐1日の活動を計画する
☐ジムに行く，またはエアロビクスをする
☐調理・料理をする
☐家のなかで壊れていたものを修理する
☐車や自転車の整備をする
☐人の愛情のこもった言葉や行為を書き留める
☐服を着たり脱いだりする
☐早朝や夜の静けさに注目してみる
☐庭や植物の世話をする
☐水泳をする
☐だらだらする
☐チームスポーツをする
☐凧上げをする
☐早朝に，コーヒーまたはお茶を飲みながら新聞を読む
☐編み物，裁縫，かぎ針編み，キルティングをする
☐ビリヤードをする
☐おしゃれをする
☐美術館や画廊に行く
☐クロスワードやパズルをする
☐ネットサーフィンをする
☐ロウソクやたき火を見つめる
☐ラジオを聴く
☐外食したり，お店でコーヒーを飲んだりする
☐マッサージをしてもらったり，マッサージをしてあげたりする
☐「愛している」と伝える
☐スキーをする
☐カヌーや急流ラフティングをする
☐ボウリングをする

- □ ダンスをする
- □ 水族館に行って魚を見る
- □ 乗馬をする
- □ ロッククライミングをする
- □ 以前にやったことがないことをやってみる
- □ ジグソーパズルをする
- □ ペットと遊ぶ
- □ 家具の配置換えをする
- □ ウィンドウショッピングに出かける
- □ トイレに行く
- □ シャワーを浴びる
- □ 家の掃除をする
- □ 洗濯物を畳む
- □ 友人または家族と話し合う
- □ オートバイに乗る
- □ セックスをする
- □ 一人で歌う，または他の人と一緒に歌う
- □ フラワーアレンジメントをする
- □ 浜辺に行く
- □ 肯定的な思考を書き留める
- □ アイススケート，ローラースケート，ローラーブレードをする
- □ ヨットに乗る
- □ スケッチ，描画などの美術活動をする
- □ 刺しゅうやクロスステッチをする
- □ 昼寝や休息のために横になる
- □ ドライブをする
- □ バードウォッチングをする
- □ 愛嬌をふりまく
- □ 楽器を演奏する
- □ 誰かに贈り物をする
- □ ハイキングやウォーキングに出かける
- □ 書きものをする
- □ 仕事をする
- □ 観光をする
- □ ガーデニングをする
- □ 美容院に行く
- □ テニスなどラケットを使ったスポーツをする
- □ キスをする

□子どもやペットが遊ぶのを見る
□芝居やコンサートを観に行く
□空想を膨らませる
□音楽を聴く
□家具の補修をする
□やることリストをつくる
□自転車に乗る
□自然のなかで過ごす
□健康的な食事をする
□美味しいものを食べる
□写真を撮る
□釣りに出かける
□楽しい出来事について考える
□星を見つめる
□一人で過ごす
□日記を書く
□手紙を書いたり，個人的なメールを送ったりする
□ピクニックに出かける
□友人とランチをする
□カードで遊んだりゲームをする
□写真やスライドを見たり，人に見せたりする
□皿を洗う

よくある質問
練習が先細りになってきました。瞑想に対するやる気をどうしたら取り戻せますか？

　練習を継続するうえで大切なことは，"定期的に練習することでとても良い気分になる"ことを意識していることです。それにもまして，自分への思いやりをもつこと，そして"今この瞬間にいないことに気がついた瞬間，あなたは今この瞬間に戻り，練習を再開していること"を忘れないでください。そして，人生のありがたさやはかなさを振り返り，練習を躊躇する理由を自問してみるのも良いかもしれません。あなたは望んだ通りの人生を送っていますか？　この態度は，原始仏教の言葉である，パーリ語のSamvegaという言葉に素晴らしく要約されており，"死がいつでも訪れうることに気がつくと，練習の重要さがすぐにわかる"ということです。今すぐに時間を取って，"自分にとって一番大切なことは何か"と自問してみましょう。もしあなたがもっと自由や平安を望んでいるのであれば，定期的にマインドフルネスを練習することが，そこへの道を開く鍵になります。

練習を深める

　時々，マインドフルネス瞑想のリトリートに参加することをお勧めします。リトリートには，1日，週末，1週間，1カ月間，あるいはそれ以上の期間にわたるものがあります。毎日のマインドフルネス練習が重要ですが，瞑想リトリートは，あなたの練習を大いに深めることができる素晴らしい機会を提供してくれます。カリフォルニア州ウッドエーカーにあるスピリットロックと，マサチューセッツ州バレにあるインサイト・メディテーション・ソサエティは，年間を通じてリトリートを提供している素晴らしい瞑想センターです。これらの組織についての情報は，本書巻末の「資料」を見てください。

最後に

　毎日マインドフルネス練習をつづけていくと，ストレスに素早く気がつき，より早くバランスが取り戻せるようになります。もしとても苦しい日であったとても，たった1分間でもマインドフルネス練習をするだけで，心を落ち着かせることができます。そして，もし心が未来や過去のどこかにいつも漂っていたら，毎日の生活のなかで多くの素晴らしい瞬間を失ってしまうことを覚えておいてください。大切なのは，"今ここにいる"ことであるのを忘れないでください。なぜなら，あなたは今ここに生きているからです。

　あなたがバランス感覚を磨き，マインドフルネスの練習を自分のものにできるのを願っています。最後に，ヴィクトール・フランクルの言葉を思い出してください。「刺激と対応のあいだには，スペースがあります。そのスペースには，対応を選ぶ力が存在しています。そして，その対応に自分の成長と自由がかかっています」（Pattakos 2008, viii）。

　　あなた自身，すべての生き物，森羅万象に対して
　　あなたが思いやりの実践を忘れませんように。
　　すべての生き物に平安が訪れますように。

おわりに

　この地球上では，毎秒1.8名の人が亡くなっています。これは，1分間では108名，1日では15万名，1年間では5,500万名の人が亡くなっていることになります。いつの日か訪れるこの避けられない現実から，マインドフルネスやストレス低減法でさえも，私たちを免れさせることはできません。亡くなる人の数字を考えるとゾッとさせられるかもしれませんが，今日，今この瞬間，私たちは生きているということは確かな事実です。このことを私たちは当たり前と思ったり，忘れてしまったりすることが多いのですが，実はとても大事なことなのです。

　『マインドフルネス・ストレス低減法ワークブック』は，このことを思い出させてくれます。本書でボブ・スタールとエリシャ・ゴールドステインは，何度も，私たちは生きているという基本的な現実を思い起こさせてくれました。この2人は，見る，聴く，触る，味わう，嗅ぐ，そして，私たちが生きているこの人生のすべての出来事を知覚することを教えてくれました。これは，メアリー・オリバーが言う"ワイルドで貴重な人生"かもしれません。また，デレク・ウォルコットが言う"私たちの根本的な覚醒と人間の内的資質を絶えず思い出させてくれる単一性と多様性のなかにある，この一度だけの人生を味わうこと"かもしれません。

　これらのことを思い出させてくれるこのワークブックは，私たちの宝物です。そして，実体験にもとづいて書かれているため，読み終えた後にも，さらなる可能性を私たちに提供してくれます。本書を使って練習することで，得られる"気づき"には終わりがないことを発見したかもしれません。私は，読者の皆様がマインドフルネスの冒険に心が魅了され，虜になっていると期待しています。このワークブックは，その冒険の大切な友です。私たちは，このワークブックで学んだ教訓を長い時間をかけて探索・統合することができます。なぜなら，私たち自身，私たちと生活を共にする人々，光と影のある世界の不思議さと美しさに対して，より深く関わるための研究で実証された生き方を本書は教えてくれたからです。

　このワークブックは，私たちの反応習慣や条件づけられた心身状態に，慈悲の心を向けることができる大きな空間を提供する，"受容の野原"のようなものです。このような解放感は，明瞭に見たり，誠実さを出現させたり，人生の困難により上手に対応する能力を体現させたりします。ボブとエリシャは，この開放感をもって，正確に私たちをガイドしてくれました。彼らは，私たちに深くて広い心があることを信じています。そして，彼らはフランクルの見識を私たち自らで発見することを勧めています。

　刺激と対応のあいだには，スペースがあります。
　そのスペースには，対応を選ぶ力が存在しています。
　そして，その対応に自分の成長と自由がかかっています。

　本書は，このスペースをさまざまな形で指摘しています。さあ，私たちがこれから行う作業が目の前にあります。

サキ・F・サントレリ（Ed. D., MA）
医学部准教授
ストレス低減クリニック所長
マインドフルネス医療健康地域センター会長
マサチューセッツ大学医学部
マサチューセッツ州ウースター

訳者あとがき

　本書は，マインドフルネス・ストレス低減法（MBSR：Mindfulness-Based Stress Reduction）を自宅に居ながら体験できる画期的なワークブックである。MBSRはジョン・カバットジンらによって，1979年からマサチューセッツ大学医療センターで始められた全8セッション（週1回2時間半程度。途中，全日のサイレントリトリート）のグループ治療プログラムである。このアプローチは主に瞑想とヨーガを通して心身の問題に対処するものであるが，わが国の臨床心理学や精神医学の専門家のなかには，いかがわしい民間療法だと未だに考えている人もいるようである。しかしながら，このアプローチはすでに全米各地の医療施設で実施されているだけにとどまらず，世界各地の医療施設でも実施されている。また，わが国でも2013年に日本マインドフルネス学会が設立され，専門家の間でも認知されるようになってきている。

　MBSRは，最近になって注目度が格段に上がってきている。そのひとつの理由として，2002年にMBSRとCBT（Cognitive Behavior Therapy）を組み合わせたMBCT（Mindfulness-Based Cognitive Therapy）が登場し，治療効果を示す論文が続々と発表されてきていることが挙げられる。この両者には違いがわからないほど類似点が多いため，異同を尋ねられることが時々ある。その際には，"両者はトヨタとレクサスの関係と同じである"と回答するようにしている。つまり，ターゲットが違うだけで（MBSRは慢性疼痛などのさまざまな疾患症状やストレスの軽減を目指すのに対して，MBCTはうつ病再発防止が主なターゲットである），基本構造（瞑想やヨーガを用いた8セッションのグループアプローチ）は同じなのである。よって，読者のなかで初めてMBI（Mindfulness-Based Intervention）を学ぶ方がいらっしゃる場合，最初の段階ではMBSRとMBCTを特に区別せずに学ばれたほうがよいと思われる。

　私は，長い間CBTを精神科外来で実践してきた。特に，2003年から数年間にわたって名古屋市立大学病院にて，当時我が国では最先端のグループCBTを学び・実践する機会に恵まれた。CBTは，認知と行動の治療技法を駆使して心の問題に対処するアプローチであり，その卓越した治療効果のため，1980年代以降に実施されたうつ病などの精神障害に対する治療効果研究では，数多くある心理療法のなかでほぼ一人勝ちをしていた感がある。私もこのCBTに魅せられて長く実践してきたが，次第に"治療効果が得られるのは，歪んだ認知が修正されるからではなく，自分の認知から心理的な距離が取れるようになるからではないか"と考えるようになっていった。ちょうどその頃（2005年）に参加したアメリカ行動認知療法学会で，「第三の波」と呼ばれる次世代のCBTに関する研修を受け，以後マインドフルネスを使ったアプローチの存在を意識するようになった。このアプローチの特徴として挙げられるのが，「脱中心化」である。これは"自分の考えや感情に巻き込まれずに，冷静に見つめること"であり，この脱中心化ができることで心の問題が上手に対処できるようになるのである。理論的には納得できる話ではあったが，この脱中心化を促すためにしなければならないのが瞑想であることを知って，最初とても驚いたのを覚えている。正直なところ，瞑想を臨床現場に持ち込むことに当時かなり抵抗感があったため，このアプローチから3年ほど距

離を取っていた。ひとつの転機になったのは，2008年から1年間コロラド大学心理学部に客員研究員として滞在し，MBSRの8週間プログラムとリトリートに参加したことである。実際に体験することでその素晴らしさを実感した後，自分の関心がCBTからMBIに大きく転換していった。その後，2013年から1年間MBCTの本場であるオックスフォードマインドフルネスセンター（オックスフォード大学精神医学科附属）に滞在して，MBCTを集中的に学ぶ機会に恵まれた。帰国後は，MBCTを医療現場で実践し，2016年には同センターよりMBCTインストラクターとして認定されている。2017年には我が国では初めての大学附属マインドフルネスセンター（名古屋経済大学マインドフルネスセンター／Meikei Mindfulness Center）を設立し，今後MBCTやMBSRなどのMBIの普及に努めていくつもりであるが，本書の翻訳で得られた知識は大きな土台になっていることを実感している。

　本書の翻訳をする上でさまざまな方々からの援助をいただいた。ヨーガに関しては，大阪学院大学の松本芳明先生（ヨーガ歴30年），合気道に関しては同大学の小倉康三先生（合気道歴40年以上，合気道六段位，大阪学院大学合気道部顧問）にそれぞれご指導をいただいた。英語に関しては，元名古屋経済大学短期大学部の前田アンドレア先生（ボストン出身）からサポートをいただいた。一般読者を代表して義父に原稿をチェックしていただき，難解な表現をなくすように努めた。また，金剛出版の藤井裕二さんから翻訳企画の立ち上げから出版まで一貫してサポートをしていただいた。

　最後になるが，本書の翻訳期間中に誕生し，"評価を伴わない気づき"を今もなお伝えてくれている息子，生きる喜びを教えてくれている娘，マインドフルネスの身近な理解者である妻に感謝を述べたい。

2017年9月
犬山にて
家接哲次

資料

マインドフルネスの音声ガイダンス

ボブ・スタールのマインドフルネス瞑想CD

下記のCDの見本を聴いたり購入したりするには，www.mbsrworkbook.com または www.mindfulnessprograms.com/mindful-healing-series.html にアクセスしてください。またAmazon.comでも購入可能です。

- 「変化，許し，慈悲への入り口」
- 「慢性疼痛への対処」
- 「首と肩の痛みへの対処」
- 「背中の痛みへの対処」
- 「不眠と睡眠困難への対処」
- 「不安，恐れ，パニックへの対処」
- 「高血圧への対処」
- 「心臓病への対処」
- 「頭痛と片頭痛への対処」
- 「喘息，慢性閉塞性肺疾患，呼吸困難への対処」
- 「ボディスキャンと静座瞑想」
- 「臥位ヨーガと立位ヨーガ」
- 「無常と慈悲の瞑想」

ボブ・スタールのマインドフルネスDVD

- 「マインドフル気功と慈悲の瞑想」

エリシャ・ゴールドステインのマインドフル解決法CD

下記のCDの内容をチェックしたり購入したりするには，www.mbsrworkbook.com，elishagoldstein.com，drsgoldstein.com にアクセスしてください。またwww.amazon.com でも購入可能です。

- 「ストレス，不安，抑うつのマインドフル解決法」
- 「依存症と再発防止のためのマインドフル解決法」（ステファニー・ゴールドステインとの共作）

- 「仕事における成功とストレス低減のためのマインドフル解決法」
- 「大人の注意欠陥障害,注意欠陥多動性障害のためのマインドフル解決法」(リンダ・ジロスカ作)

マインドフルネス・リソース

マインドフルネス・ストレス低減法プログラム

マインドフルネス・ストレス低減法プログラムは,アメリカでも世界でも豊富にあります。自宅近くで行われているプログラムに参加を希望する場合,マサチューセッツ大学医学部のマインドフルネスセンターのウェブサイト(www.umassmed.edu/cfm/mbsr)で,地域や国のリストをチェックしてください。

マインドフルネス瞑想センターと毎週行われる瞑想グループ

アメリカで,マインドフルネス瞑想センターや毎週行われる瞑想グループを見つけるには,下記のウェブサイトを閲覧してください。国際的な瞑想センターのリストもあります。

- 西海岸:www.spiritrock.org
- 東海岸:www.dharma.org

インターネット上のマインドフルネスプログラム

- もしこのワークブックの内容に焦点を当てたインターネット上のコミュニティに参加することに興味がある場合,www.mbsrworkbook.com にアクセスしてください。
- ボブ・スタールとエリシャ・ゴールドステインによる,自主的・相方向的なマルチメディアの「マインドフルネス・不安・ストレス・プログラム」に参加したい場合,www.aliveworld.com/shops/mhl/mindfulness-Anxiety-and-Stress.aspx にアクセスしてください。
- もし地元にマインドフルネス・ストレス低減法プログラム,瞑想センターやグループが見つからない場合は,スティーブ・フラワーズのマインドフルネス・ストレス低減法のオンラインプログラム(steve@mindfullivingprograms.com または www.mindfullivingprograms.com)に参加してみるのも良いと思います。
- オンラインマインドフルネス・クラス(www.emindful.com)

マインドフルネスのウェブサイト

- 『マインドフルネス・ストレス低減法ワークブック』のウェブサイト（www.mbsrworkbook.com）
- ボブ・スタールのウェブサイト（www.mindfulnessprograms.com）
- エリシャ・ゴールドステインのウェブサイト（www.drsgoldstein.com, www.elishagoldstein.com）
- マサチューセッツ大学医学部マインドフルネスセンターのウェブサイト（www.umassmed.edu/cfm）
- マインド・アンド・ライフ研究所のウェブサイト（www.mindandlife.org）
- マインドフルアウェアネス研究センターのウェブサイト（marc.ucla.edu）
- マインドサイト研究所のウェブサイト（www.mindsightinstitute.com）
- www.mindfulnesstogether.com
- インサイトLAのウェブサイト（www.insightla.org）
- eマインドフルのウェブサイト（www.emindful.com）

ストレスと不安に関する団体とインターネットリソース

- アメリカ不安障害学会（www.adaa.org）
  この非営利団体の使命は，不安障害の予防と治療，そして不安障害に苦しむすべての人の生活を向上させることです。

- 不安パニック・インターネットリソース（www.algy.com/anxiety）
  このウェブサイトでは，不安とパニックに関するフォーラムや良い情報を提供します。

- 強迫神経症財団（www.ocfoundation.org）
  強迫性障害の情報に関して最高のウェブサイトです。

追加文献

マインドフルネス瞑想

Analayo, B. 2002. *Satipatthana: The Direct Path to Realization*. Birmington, UK: Windhorse.
Bodhi, B. 1994. *The Noble Eightfold Path: The Way to the End of Suffering*. Kandy, Sri Lanka: Buddhist Publication Society.
Boorstein, S. 1997. *It's Easier Than You Think: The Buddhist Way to Happiness*. San Francisco: HarperOne.
Brach, T. 2004. *Radical Acceptance*. New York: Bantam.

Chödrön, P. 2000. *When Things Fall Apart*. Boston: Shambhala.

———. 2007. *The Places That Scare You*. Boston: Shambhala.

Dass, R., and S. Levine. 1988. *Grist for the Mill*. Berkeley, CA: Celestial Arts.

Epstein, M. 1995. *Thoughts Without a Thinker*. New York: Perseus Group.

———. 2001. *Going on Being: Life at the Crossroads of Buddhism and Psychotherapy*. New York: Broadway Books.

Goldstein, J. 1983. *The Experience of Insight*. Boston: Shambhala.

———. 2003. *Insight Meditation: The Practice of Freedom*. Boston: Shambhala.

———. 2003. *One Dharma: The Emerging Western Buddhism*. San Francisco: Harper.

Goldstein, J., and J. Kornfield. 2001. *Seeking the Heart of Wisdom*. Boston: Shambhala.

Gunaratana, B. H. 2002. *Mindfulness in Plain English*. Boston: Wisdom.

Kabat-Zinn, J. 1990. *Full Catastrophe Living*. New York: Delta.

———. 1994. *Wherever You Go, There You Are*. New York: Hyperion.

———. 2005. *Coming to Our Senses*. New York: Hyperion.

———. 2007. *Arriving at Your Own Door: 108 Lessons in Mindfulness*. New York: Hyperion.

Kornfield, J. 1993. *A Path with Heart*. New York: Bantam.

———. 2000. *After the Ecstasy, the Laundry*. New York: Bantam.

———. 2008. *The Wise Heart*. New York: Bantam.

Levine, N. 2003. *Dharma Punx*. San Francisco: Harper Collins.

———. 2007. *Against the Stream*. San Francisco: Harper Collins.

Levine, S. 1989. *A Gradual Awakening*. New York: Anchor.

Nhat Hanh, T. 1996. *The Miracle of Mindfulness*. Boston: Beacon.

———. 2005. *Being Peace*. Berkeley, CA: Parallax Press.

Rahula, W. 1974. *What the Buddha Taught*. New York: Grove Press.

Rosenberg, L. 1998. *Breath by Breath: The Liberating Practice of Insight Meditation*. Boston: . Shambhala.

———. 2000. *Living in the Light of Death*. Boston: Shambhala.

Salzberg, S. 1997. *A Heart as Wide as the World*. Boston: Shambhala.

———. 2002. *Lovingkindness*. Boston: Shambhala.

Sayadaw, M. L. 1965. *Manual of Insight*, translated by S. U. Nyana. Rangoon, Burma: Union Buddha Sasana Council. Available at www.dhammaweb.net/html/view.php?id=2.

Sumedho, A. 1995. *The Mind and the Way*. Boston: Wisdom.

———. 2007. *The Sound of Silence*. Boston: Wisdom.

Thera, Narada. 1977. *The Buddha and His Teachings*. Kuala Lumpur, Malaysia: Buddhist Missionary Society.

Thera, Nyanaponika. 1973. *The Heart of Buddhist Meditation*. Boston: Weiser Books.

Thera, Nyanatilkoa. 1959. *The Word of the Buddha*. Kandy, Sri Lanka: Buddhist Publication Society.

Thera, P. 1979. *The Buddha's Ancient Path*. Kandy, Sri Lanka: Buddhist Publication Society.

Thomas, C. A. 2006. *At Hell's Gate: A Soldier's Journey*. Boston: Shambhala.

Trungpa, C. 2002. *Cutting Through Spiritual Materialism*. Boston: Shambhala.

———. 2002. *The Myth of Freedom*. Boston: Shambhala.

ストレス，病気，治療

Bennett-Goleman, T. 2001. *Emotional Alchemy*. New York: Three Rivers Press.
Benson, H. 1976. *The Relaxation Response*. New York: Harper.
Bourne, B. J. 2005. *The Anxiety and Phobia Workbook*, 4th edition. Oakland, CA: New Harbinger.
Brantley, J. 2007. *Calming Your Anxious Mind: How Mindfulness and Compassion Can Free You from Anxiety, Fear, and Panic*. Oakland, CA: New Harbinger.
Chödrön, P 1997. *When Things Fall Apart*. Boston: Shambhala.
Chopra, D. 1988. *Quantum Healing: Exploring the Frontiers of Mind/Body Medicine*. New York: Bantam.
Cousins, N. 2005. *Anatomy of an Illness*. New York: W. W. Norton.
Flowers, S. 2009. *Mindful Path Through Shyness*. Oakland, CA: New Harbinger.
Frankl, V. 2000. *Man's Search for Meaning*. Boston: Beacon Press.
Levine, S. 1989. *Healing Into Life and Death*. New York: Anchor.
Moyers, B. 1995. *Healing and the Mind*. New York: Main Street Books.
Muller, W. 1999. *Sabbath: Restoring the Sacred Rhythm of Rest*. New York: Bantam.
Ornish, D. 1983. *Stress, Diet, and Your Heart*. New York: Henry Holt.
———. 1995. *Dr. Dean Ornish's Program for Reversing Heart Disease*. New York: Ballantine Books.
———. 1998. *Love and Survival*. New York: Harper Collins.
Remen, R. N. 1996. *Kitchen Table Wisdom*. New York: Riverhead Books.
———. 2000. *My Grandfather's Blessings*. New York: Riverhead Books.
Robbins, J. 1987. *Diet for a New America*. Tiburon, CA: H. J. Kramer.
———. 2006. *Healthy at 100*. New York: Random House.
Santorelli, S. 1999. *Heal Thyself: Lessons in Mindfulness in Medicine*. New York: Three Rivers Press.
Segal, Z., M. Williams, and J. Teasdale. 2002. *Mindfulness-Based Cognitive Therapy for Depression: A New Approach to Preventing Relapse*. New York: Guilford Press.
Selye, H. 1975. *Stress Without Distress*. New York: Signet.
———. 1978. *The Stress of Life*. New York: McGraw-Hill.
Shapiro, S., and L. Carlson. 2009. *The Art and Science of Mindfulness: Integrating Mindfulness into Psychology and the Helping Professions*. Washington DC: APA Books.
Siegel, D. 2007. *The Mindful Brain*. New York: W. W. Norton.
Weil, A. 2000. *Eating Well for Optimum Health*. New York: Alfred A. Knopf.
———. 2000. *Spontaneous Healing*. New York: Ballantine.
———. 2007. *Healthy Aging: A Lifelong Guide to Your Well-Being*. New York: Anchor.
Williams, M., J. Teasdale, Z. Segal, and J. Kabat-Zinn. 2007. *The Mindful Way Through Depression*. New York: Guilford Press.

マインドフルムーブメント

Boccio, F. J. 2004. *Mindfulness Yoga*. Boston: Wisdom.

Cohen, K. 1997. *The Way of Qigong*. New York: Ballantine Books.

Conrad, B. 1997. *Life on Land: The Story of Continuum, the World-Renowned Self-Discovery and Movement Method*. Berkeley, CA: North Atlantic Books.

Feldenkrais, M. 1972. *Awareness Through Movement*. New York: Harper Collins.

Gintis, B. 2007. *Engaging the Movement of Life*. Berkeley, CA: North Atlantic Books.

Hu, B. 2004. *Wild Goose Qigong*. DVD. Berkeley, CA: Three Geese Productions.

Iyengar, B. K. 1992. *Light on Yoga*. New York: Schocken Books.

Lasater, J. H. 2000. *Living Your Yoga*. Berkeley, CA: Rodmell Press.

詩

Berry, W. 1998. *The Selected Poems of Wendell Berry*. Washington, DC: Perseus.

Eliot, T. S. 1963. *Collected Poems*. Orlando, FL: Harcourt Brace.

Emerson, R. W. 1994. *Ralph Waldo Emerson, Collected Poems and Translations*. New York: Penguin.

Hafiz. 1999. *The Gift*, translated by D. Ladinski. New York: Penguin.

Kabir. 2004. *Kabir: Ecstatic Poems*, translated by R. Bly. Boston: Beacon.

Kinnell, G. 2000. *A New Selected Poems*. New York: Houghton Mifflin.

Lao-tzu. 1944. *The Way of Life*, translated by W. Bynner. New York: Penguin.

Nelson, P. 1993. *There's a Hole in My Sidewalk: The Romance of Self-Discovery*. Hillsboro, OR: Beyond Words,

Oliver, M. 1992. *New and Selected Poems*. Boston: Beacon Books.

Rilke, R. M. 2000. *Letters to a Young Poet*, translated by J. Burnham. Novato, CA: New World Library.

Rumi. 2001. *The Soul of Rumi*, translated by C. Barks. San Francisco: Harper.

Ryokan. 1977. *One Robe, One Bowl*, translated by J. Stevens, New York: John Weatherhill.

Stafford, W. 1998. *The Way It Is*. St. Paul, MN: Graywolf Press.

Walcott, D. 1987. *Collected Poems*. New York: Farrar, Straus and Giroux.

Welwood, J. P. 1998. *Poems for the Path*. Mill Valley, CA: Jennifer Paine Welwood.

Whyte, D. 1994. *The Heart Aroused*. New York: Bantam Doubleday.

参考文献

Ainsworth, M. D. S., M. C. Blehar, E. Waters, and S. Wall. 1978. *Patterns of Attachment: A Psychological Study of the Strange Situation*. Hillsdale, NJ: Eribaum.

American Institute of Stress. 2009. Job stress. www.stress.org/job.htm. Accessed June 16, 2009.

American Psychological Association. 2004. The American Psychological Association recognizes ten companies' commitment to employee health and well-being. Press release, October 13. www.apa.org/releases/healthy.html. Accessed July 18, 2009.

Augustine. 2002. *The Confessions of St. Augustine*, trans. by A. C. Outler. Mineola, NY: Dover Publications.

Bastian, E. W., and T. L. Staley. 2009. *Living Fully, Dying Well: Reflecting on Death to Find Your Life's Meaning*. Boulder, CO: Sounds True.

Baxter, L. R., J. M. Schwartz, K. S. Bergman, M. P. Szuba, B. H. Guze, J. C. Mazziota, et al. 1992. Caudate glucose metabolic rate changes with both drug and behavior therapy for obsessive-compulsive disorder. *Archives of General Psychiatry* 49(9):681-689.

Benson, H. 1976. *The Relaxation Response*. New York: Harper.

Bohm, D. 1951. *Quantum Theory*. New York: Prentice Hall.

Bowlby, J. 1969. *Attachment and Loss*. Vol. 1, *Attachment*. New York: Basic Books and Hogarth Press.

Brefczynski-Lewis, J. A., A. Lutz, H. S. Schaefer, D. B. Levinson, and R. J. Davidson. 2007. Neural correlates of attentional expertise in long-term meditation practitioners. *Proceedings of the National Academy of Sciences* 104(27):11483-11488.

Brown, K., and R. Ryan. 2003. The benefits of being present: Mindfulness and its role in psychological well-being. *Journal of Personality and Social Psychology* 84(4):822-848.

Carison, L., M. Speca, P. Faris, and K. Patel. 2007. One year pre-post intervention follow-up of psychological, immune, endocrine and blood pressure outcomes of mindfulness-based stress reduction (MBSR) in breast and prostate cancer outpatients. *Brain, Behavior, and Immunity* 21(8):1038-1049.

Carlson, R. 1997. *Don't Sweat the Small Stuff–And It's All Small Stuff*. New York: Hyperion.

Carson, J. W., K. M. Carson, K. M. Gil, and D. H. Baucom. 2006. Mindfulness-based relationship enhancement (MBRE) in couples. In *Mindfulness-Based Treatment Approaches*, edited by R. A. Baer. Burlington, MA: Academic Press.

Davidson, R. J., J. Kabat-Zinn, J. Schumacher, M. Rosenkranz, D. Muller, S. F. Santorelli, F. Urbanowski, A. Harrington, K. Bonus, and J. F. Sheridan. 2003. Alterations in brain and immune function produced by mindfulness meditation. *Psychosomatic Medicine* 65(4):564-570.

Deer Park Monastery. 2009. Eating meditation. www.deerparkmonastery.org/mindfulness-practice/eating-meditation. Accessed July 18, 2009.

Einstein, A. 1972. Letter quoted in the *New York Post*. November 28, p. 12.

Fisher, N. 2002. *Opening to You: Zen-Inspired Translations of the Psalms*. New York: Viking Compass.

Goldstein, J. 2003. *One Dharma: The Emerging Western Buddhism*. San Francisco: Harper.

Habington, W. 1634 [1895]. To my honoured friend Sir Ed. P. Knight. In *Castara*. London: A. Constable and

Co.

Hanna, J. L. 2006. *Dancing for Health: Conquering and Preventing Stress*. Lanham, MD: AltaMira.

Heschel, A. J. 1955. *God in Search of Man: A Philosophy of Judaism*. New York: Farrar, Straus, Giroux.

Jarski, R. 2007. *Words from the Wise*. New York: Skyhorse Publishing.

Joyce, J. 2006. *Dubliners*. Clayton, DE: Prestwick House.

Kabat-Zinn, J. 1982. An outpatient program in behavioral medicine for chronic pain patients based on the practices of mindfulness meditation: Theoretical considerations and preliminary results. *General Hospital Psychiatry* 4(1):33-47.

Kabat-Zinn, J. 1990. *Full Catastrophe Living: Using the Wisdom of Your Body and Mind to Face Stress, Pain, and Illness*. New York: Delacourt.

Kabat-Zinn, J., A. Chapman, and P. Salmon. 1987. Relationship of cognitive and somatic components of anxiety to patient preference for different relaxation techniques. *Mind/Body Medicine* 2(3):101-110.

Kabat-Zinn, J., L. Lipworth, R. Burney, and W. Sellers. 1986. Four-year follow-up of a meditation-based program for the self-regulation of chronic pain: Treatment outcomes and compliance. *Clinical Journal of Pain* 2(3):159-173.

Kabat-Zinn, I., A. O. Massion, J. Kristeller, L. G. Peterson, K. Fletcher, L. Pbert, W. Linderking, and S. F. Santorelli. 1992. Effectiveness of a meditation-based stress reduction program in the treatment of anxiety disorders. *American journal of Psychiatry* 149(7):936-943.

Kabat-Zinn, J., E. Wheeler, T. Light, A. Skillings, M. Scharf, T. Cropley, D. Hosmer, and J. Bernhard. 1998. Influence of a mindfulness meditation-based stress reduction intervention on rates of skin clearing in patients with moderate to severe psoriasis undergoing phototherapy (UVB) and photo-chemotherapy (PUVA). *Psychosomatic Medicine* 60(5):625-632.

Kafka, F. 1946. *The Great Wall of China and Other Pieces*. London: Secker and Warburg.

King, M. L., Jr. 1981. *Strength to Love*. Philadelphia, PA: Fortress Press.

Lao-tzu. 1944. *The Way of Life According to Laotzu*, translated by W. Bynner. New York: John Day Company.

Lazar, S. W., C. E. Kerr, R. H. Wasserman, J. R. Gray, D. N. Greve, M. T. Treadway, et al. 2005. Meditation experience is associated with increased cortical thickness. *NeuroReport* 16(17):1893-1897.

Levey, J., and M. Levey. 2009. *Luminous Mind: Meditation and Mind Fitness*. San Francisco: Red Wheel.

Levine, S. 1987. *Healing Into Life and Death*. New York: Anchor Books.

Lewis, M. D., and R. M. Todd. 2005. Getting emotional: A neural perspective on emotion, intention, and consciousness. *Journal of Consciousness Studies* 12(8-10):210-235.

Lutz, A., J. Brefczynski-Lewis, T. Johnstone, and R. J. Davidson. 2008. Regulation of the neural circuitry of emotion by compassion meditation: Effects of meditative expertise. *PLoS One* 3(3):e1897.

Main, M., and R. Goldwyn. 1998. Adult attachment classification system. Unpublished manuscript. University of California, Berkeley.

Main, M., and J. Solomon. 1986. Discovery of an insecure-disorganized/disoriented attachment pattern. In T. B. Brazelton and M. W. Yogman, eds., *Affective Development in Infancy*. Norwood, NJ: Ablex Publishing.

Miller, J. J., K. Fletcher, and J. Kabat-Zinn. 1995. Three-year follow up and clinical implications of a mindfulness meditation-based stress reduction intervention in the treatment of anxiety disorders. *General Hospital Psychiatry* 17(3):192-200.

Moore, B., and K. Stevens. 2004. *Good Books Lately*. New York: Macmillan.

National Institute of Mental Health. 2008. The numbers count: Mental disorders in America. www.nimh.nih.gov/health/publications/the-numbers-count-mental-disorders-in-america/index.shtml#Intro. Accessed June 16, 2009.

Nelson, P. 1993. *There's a Hole in My Sidewalk: The Romance of Self-Discovery*. Hillsboro, OR: Beyond Words.

Nhat Hahn, T. 2001. *Anger: Wisdom for Cooling the Flames*. New York: Berkley Publishing.

Nhat Hanh, T. 2003. *Creating True Peace: Ending Violence in Yourself, Your Family, Your Community, and the World*. New York: Simon and Schuster.

Oliver, M. 1992. *New and Selected Poems*. Boston: Beacon Books.

Oman, M. (ed). 2000. *Prayers for Healing: 365 Blessings, Poems, and Meditations from Around the World*. Berkeley, CA: Conari Press.

Ornish, D. 1999. *Love and Survival: Eight Pathways to Intimacy and Health*. New York: HarperPerennial.

Parks, G. A., B. K. Anderson, and C. A. Marlatt. 2001. *Interpersonal Handbook of Alcohol Dependence and Problems*. New York: John Wiley.

Pattakos, A. 2008. *Prisoners of Our Thoughts: Viktor Frankl's Principles for Discovering Meaning in Life and Work*. San Francisco: Berrett-Koehler.

Powell, T. J., and S. Enright 1990. *Anxiety and Stress Management*. London: Routledge.

Rahula, W. 1974. *What the Buddha Taught*. New York: Grove Press.

Schore, A. 2003. *Affect Dysregulation and Disorders of the Self*. New York: W. W. Norton.

Segal, Z. V., J. M. C. Williams, J. D. Teasdale, and J. Kabat-Zinn. 2007. *The Mindful Way Through Depression*. New York: Guilford Press.

Shapiro, S., G. Schwartz, and G. Bonner. 1998. Effects of mindfulness-based stress reduction on medical and premedical students. *Journal of Behavioral Medicine* 21(6):581-589.

Shaver, P., and M. Mikulincer. 2002. Attachment-related psychodynamics. *Attachment and Human Development* 4(2):133-161.

Siegel, D. J. 2001. *The Developing Mind: How Relationships and the Brain Interact to Shape Who We Are*. New York: Guilford Press.

Siegel, D. J. 2007. *The Mindful Brain: Reflection and Attunement in the Cultivation of Well-Being*. New York: W. W. Norton.

Siegel, D. J. 2009. *Mindsight: The New Science of Personal Transformation*. New York: Bantam.

Thera, N. (translator). 2004. *The Dhammapada*. Whitefish, MT: Kessinger Publications.

Van Ijzendoorn, M. 1995. Adult attachment representations, parental responsiveness, and infant attachment: A meta-analysis on the predictive validity of the Adult Attachment Interview. *Psychological Bulletin* 117(3):387-403.

Walcott, D. 1976. *Sea Grapes*. London: Cape.

Welwood, J. P. 1998. *Poems for the Path*. Mill Valley, CA: Jennifer Paine Welwood.

Williams, R. J. 1956. *Biochemical Individuality*. New York: John Wiley and Sons.

著者紹介

ボブ・スタール（Bob Stahl, Ph.D.）
サンフランシスコ湾岸地帯で，3つの医療センターにマインドフルネス・ストレス低減法プログラムを立ち上げ，監督しています。マインドフルネスを長期間にわたって実践しており，マサチューセッツ大学医療センターからマインドフルネス・ストレス低減法の指導者に認定されています。また，8年間以上仏教寺院で過ごした経験もあります。マサチューセッツ大学医学部のマインドフルネス医療健康地域センターにおけるマインドフルネス専門家育成のための施設（オアシス）で，非常勤上級講師を務めています。

エリシャ・ゴールドステイン（Elisha Goldstein, Ph.D.）
臨床心理学者。心理療法と精神医学のためのマインドフルネスセンターの共同設立者。現在，マインドフルネス・ストレス低減法とマインドフルネス認知療法をロサンジェルス西部地方で教えています。彼は，ストレス，不安，抑うつ，依存症，大人の注意欠陥多動性障害，仕事での成功を扱ったCDシリーズの『マインドフル解決法』の作者でもあります。マインドフルネスと心理療法のブログ（www.psychcentral.com，www.mentalhelp.net）でも有名で，ワークショップ，ラジオ出演，マインドフルネスの治療的効果に関する講演を行っています。

はじめに＝ジョン・カバットジン（Jon Kabat-Zinn, Ph.D.）
Full Catastrophe Living（春木 豊＝訳（2007）『マインドフルネスストレス低減法』北大路書房）や *Wherever You Go, There You Are, Coming to Our Senses*（田中麻里＝監訳（2012）『マインドフルネスを始めたいあなたへ──毎日の生活でできる瞑想』星和書店）など多くの著書があります。

おわりに＝サキ・サントレリ（Saki Santorelli, Ed.D., MA）
マサチューセッツ大学医学部のマインドフルネス医療健康地域センター理事であり，*Heal Thyself* の著者でもあります。

詳しい情報は，www.mbsrworkbook.com を閲覧してください。

索引

数字

15分間マインドフル呼吸法……72, 73
5分間マインドフル呼吸法……59, 60

アルファベット

Affect Dysregulation and Disorders of the Self（Schore）……172
Anger : Wisdom for Cooling the Flames（Nhat Hanh）……165
Biochemical Individuality（Williams）……192
Mbsrworkbook.com のウェブサイト……23, 28, 52, 220, 221, 222
Mindful Brain, The（Siegel）……14, 42, 43, 224
Opening to You : Zen-Inspired Translations of the Psalms（Fisher）……164
RAIN 練習……132
STOP……76

あ

愛
　愛し愛されることへの恐れの探索……185-186
　――と関連のある言葉……93
　自分への思いやりと――……158-159
合気道流コミュニケーション……181-183
愛着スタイル……172
アインシュタイン，アルバート……159
仰向けの全身ストレッチ……107, 108, 120
仰向けのひねり……108
仰向けのポーズ……107, 120
脚ストレッチ……109
　脚のサイドストレッチ……115
　バッタのポーズ……116
アドレナリン……41, 42
アメリカストレス研究所……18
あるがまま……56
アレン，ウディ……65
アントノフスキー，アーロン……125

怒り
　――と関連のある言葉……91
意志……30
意識（気がつくこと）
　感情……77, 88-95
　身体……81-98
　無選択の――……102
依存症回復プログラム……31
『痛ましい事故』……81
痛み（苦痛）
　吟味する……85-86
　心の――……77, 87
　身体的……85-87
　マインドフルネスを練習する……87-88
いつものパターン……124-125
　現在の対人関係のなかでの――……183-184
　思考パターン……69-70
　マインドフルな探索……126-127, 183-184
今この瞬間の意識……87
インターネット上のリソース……28, 52, 220
インフォーマルマインドフルネス練習……31
　STOP……76
　痛みに意識を向ける……87-88
　運動……195
　休息という贈り物……197
　計画と振り返り……22, 37, 209-210
　自己探求……132
　慈悲の瞑想……167
　習慣と――……127
　振り返り……39
　マインドフル傾聴法……180
　マインドフルなつながり……200
　マインドフルに食べる……34, 192-194
　マインドフルネスの8つの態度……60-61
　マインドフルネスを生活のなかに織り込む……50-52, 210-214
インフォーマル練習の振り返り……39
ウィリアムス，ロジャー……192

植芝盛平……181
ウェブサイト……28, 52, 221, 222
受け止める……55
牛のポーズ……118
内なるルール……151-154
腕ストレッチ……138
腕の水平ストレッチ……138
運動
　インフォーマル練習……195
　——に対する抵抗感に対処する……196
　マインドフルな——……195-196
オーニッシュ，ディーン……199
雄鶏の瞑想……105
恐れ
　——と関連のある言葉……90
　慈悲の瞑想で——を和らげる……157
　人とのコミュニケーションと——……184
音のマインドフルネス……100-101, 106
思いやり……158-159, 174-175
親子関係……171
親子の関係……172-173
オリバー，メアリー……217
オンラインプログラム……221-222

か

カーソン，ジェームズ……185
カールソン，リチャード……210
解消……182
解放のポーズ……121
臥位ヨーガ……106-122　→立位ヨーガを参照
　仰向けの全身ストレッチ……108
　仰向けのひねり……108
　仰向けのポーズ……107
　脚ストレッチ……109
　脚のサイドストレッチ……115
　牛のポーズと猫のポーズ……118
　解放のポーズ……121
　完全弛緩のポーズ……122
　記録……123
　骨盤の上下揺らし……111
　コブラのポーズ……117
　コブラのポーズの変形……116
　前後に揺らす……114

チャイルドポーズ……119
鳥と犬のポーズ……119
バッタのポーズ……116
太ももを胸に付ける……110
ブリッジポーズ……112-113
練習の注意点……107
片腕ストレッチ……138
肩回し……139
悲しみ
　——と関連のある言葉……92
カバットジン，ジョン……18, 21, 42, 44
カフカ，フランツ……133
体側ストレッチ……139
（身体）感覚　→感情を参照
　3つの種類……81, 85
　——のマインドフルネス……100
　中間の——……85
感覚をもとにしたマインドフルネス……61
感情……89-95　→感覚を参照
　——と傾聴……179
　——に向き合う……132
　——の気づきへの障害……89-90
　——のマインドフルネス練習……77, 101
　気持ちを落ち着かせるために食べる……194
　思考と——の混同……89-90
　慈悲の瞑想と——……164
　身体の痛みのなかにある——に向き合う……86-87
　身体のなかの——を見極める……90-94
　マインドフル自己探求と——……133-134
完全弛緩のポーズ……122, 150
完璧主義……70
聴く
　インフォーマル練習……180
　感情と——……179-180
　聞く vs——……178-179
　マインドフル……178-180
聞く
　——vs 聴く……178-179
　聴覚のマインドフルネス……100-101, 106
急性の痛み……85
休息……197, 198
共感……174
記録……22
　15分間マインドフル呼吸法……73

索引 | 231

5分間マインドフル呼吸法……60
　　自己探求……136
　　慈悲の瞑想……162-163
　　静座瞑想……105
　　歩行瞑想……75
　　ボディスキャン……84
　　マインドフルチェックイン……35-36
　　マインドフルに食べる……33
　　ヨーガ練習……123, 150
緊張
　　身体の――……85
首ストレッチ……140
グラハム，マーサ……82
健康
　　参考資料……222
　　フィードバックループ・モデル……44
　　マインドフルネスと――……44-45
交感神経系……41, 42
肯定的なことの過小評価……70
幸福……30
ゴールドステイン，エリシャ……20, 217
股間ストレッチ……148
呼吸
　　15分間練習――法……72-73
　　5分間練習――法……59-60
　　静座瞑想と――……100
　　マインドフル――……56
国立精神衛生研究所……18
心と生命会議……45
心に出会う……134
心のなかの落とし穴……68-72
　　思考パターン……69-70
　　否定的な解釈……71-72
　　否定的な独り言……69
骨盤の上下揺らし……111
コバサ，スザンヌ……125
コブラのポーズ……117
コブラのポーズの変形……116
コミュニケーション
　　合気道流――……181-183
　　マインドフル――……178
コミュニティ……207-208
コルチゾール……41
混同
　　――と関連のある言葉……91
　　思考と感情の――……89-90

さ

サーカー，リナ……20
座位ストレッチ……148
座位ひねり……149
さまよう心……57
三角のポーズ……145
三角のポーズの変形……144
参考資料……220-222
サントレリ，サキ……21, 217
詩……225
シーガル，ダニエル……42, 43, 45, 172
思考
　　感情とのつながりに注目する……52
　　――と感情との混同……89-90
　　――に意識を向ける……61
　　――のマインドフルネス練習……101-102
　　――パターン……69-70
自己探求……131　→マインドフル自己探求を参照
下向き犬のポーズ……147
慈悲……157-169
　　恐れを変える……157
　　記録……162-163
　　――と反対の感情……164
　　自分への思いやり……158-159
　　定義……157
　　抵抗感に対処する……163-164
　　人間関係のマインドフルネスと――……175
　　フォーマル練習……159-163
　　マインドフルな探索……165-168
自分自身へのマインドフルネス……171
自分との和解……158
自分に対する信頼……56, 60
自分への思いやり……56, 158
社会瞑想精神センター……45
習慣に対してマインドフルになる……127
集中瞑想……23
シュワルツ，ゲーリー……43
シュワルツェネッガー，アーノルド……195
ジョイス，ジェイムズ……81
ショー，アラン……172

初心……55
自律神経系……41
資料……220-225
　インターネット上のプログラム……221
　ウェブサイト……221-222
　書籍……222-225
　ストレスと不安……222
　マインドフルネス・ストレス低減法のプログラム……221
　瞑想センターとグループ……221
　瞑想のCD/DVD……220-221
神経科学……41, 42
神経可塑性……45
心身のつながり……41
身体的痛み……85-87
　今この瞬間の意識と――……87
　感情と――……85-87
　緊張と――を吟味する……85-86
身体に気がつくこと……81-98
　インフォーマル練習の振り返り……98
　恩恵……81-82
　感情と――……88-95
　身体の痛みと――……85-88
　フォーマル練習記録表……97
　ボディスキャン……82-85
　練習の計画と振り返り……95-96
スター・ウォーズ（映画）……29
スタール，ボブ……19, 217
ストレス
　現代社会……17-18
　克服力と――……125-126
　心のなかの落とし穴……68-72
　参考文献……224
　職場での対人関係の――……186-187
　――の生理学……41
　――を探る……26-27, 47-50, 95, 202
　マインドフルな探索と――……131-136
　マインドフルネスを通しての低減……43-44, 46, 65-79
ストレス対処力……125
ストレス低減
　心のなかの落とし穴の観察……68-72
　――のためのSTOP……76
　――のための活動……210-214
　――のための呼吸練習……72-73

　――のための歩行瞑想……74-75
　マインドフルネスと――……43-44, 46, 65-79
ストレッチ
　仰向けの全身――……107, 108, 120
　脚……109, 115, 116
　腕……138
　体側……139
　首……140
　股間……148
　座位……148
　立位全身……137, 141, 143, 146, 147
聖アウグスティヌス……30
静座瞑想……99-105　→マインドフルネス瞑想を参照
　いつものパターンと――……124-125
　記録……105
　フォーマル練習……103-104
　毎週行われる瞑想グループ……221
　マインドフルネス……100, 101
　無選択の意識……102
　ヨーガ練習と――……106
精神安定剤……18
聖フランシスコ・サレジオ……57
前屈……143, 149
前後に揺らす……114
戦士のポーズ……146
全身ストレッチ
　仰向けの――……107, 108, 120
　立位……137, 141, 143, 146, 147

た

対人関係　→人間関係へのマインドフルネスを参照
　恐れの克服……184
　重要な――……184, 185
　職場での――……186, 187
　対人パターン……171-174, 183, 184
　苦手な人との――……188
対立の解決……171-172
タウングプル・サヤドー……20
食べる
　インフォーマル練習……34, 192-194
　気持ちを落ち着かせるために――……194
　マインドフルに――……32-35, 191-194
ダライ・ラマ……45

探索　→自己探求を参照
断酒会……31
『小さいことにくよくよするな！――しょせん，すべては小さなこと』……210
チャイルドポーズ……119
中間の感覚……85
中心位置……142
調整……181
つながり……199-202
　　インフォーマル練習……200
　　同じ志をもった人たち……52, 207
　　――（る）ことに対する抵抗感……201
抵抗感
　　運動に対する――……196
　　休息に対する――……198
　　慈悲に対する――……164
　　つながることに対する――……201
ディビットソン，リチャード……44
伝道の書……197
同意……182
洞察瞑想……23
同調……172-173
道徳経（老子）……19
トゥルンパ，チュギャム……31
読心術……70
鳥と犬のポーズ……119

な

ナット・ハン，ティク……31, 165, 193
斜め方向の首ストレッチ……140
苦手な人……188
日常のマインドフルネス……31-32
ニネベの聖イサク……199
人間関係へのマインドフルネス……171-190
　　合気道と――……181-183
　　恐れの克服……184, 185-186
　　傾聴と――……178-180
　　コミュニケーションと――……178, 181-183
　　重要な対人関係と――……184-185
　　職場での対人関係と――……186-187
　　対人関係パターンと――……171-174
　　つながりを作り出す……175-177
　　苦手な人と――……188

　　――の性質……174-175
　　マインドフルな探索……183-184, 185-186
猫のポーズ……118
眠気……58, 197
脳の変化……44-46
ノルアドレナリン……41

は

バイナー，ウィッター……19
破局的思考……70
恥
　　――と関連のある言葉……92
バッタのポーズ……116
ハビングトン，ウィリアム……28
ハライング・テット・サヤドー……15
バランスポーズ……144, 145
判断（批判）……151-154
非局在性理論……184
否定的な解釈……71-72
否定的なことの過大評価……70
否定的な独り言……69, 72
非難……70
評価しない……55
開かれた心……174
不安
　　探ってみよう……47-50
　　ストレスと不安に関する団体とインターネットリソース……220
　　ボディスキャンと――……88
　　マインドフル呼吸法と――……56
　　マインドフル自己探求と――……131-136
不安障害……18, 222
フィッシャー，ノーマン……164
フォーマルマインドフルネス練習……31, 99-106
　　→マインドフルネス瞑想を参照
　15分間マインドフル呼吸法……72-73
　5分間マインドフル呼吸法……59-60
　臥位ヨーガ……106-123
　計画……22, 37, 208-209
　自己探求……134-135
　慈悲の瞑想……159-163
　静座瞑想……103-105
　マインドフルチェックイン……35-36

歩行瞑想……74-75
　　ボディスキャン……81-84
　　レーズンを食べる……32-33
　　練習記録表……22, 38
　　練習時間を見つける……58
副交感神経系……41-43
腹式呼吸……56
太ももを胸に付ける……110
フランクル, ヴィクトール……46, 194, 215
ブリッジポーズ……112, 113
平静さ……55, 175
「べき」思考……70, 152, 153
ヘシェル, アブラハム・ヨシュア……21
ベンソン, ハーバート……18
方向転換……182
ボウルビィ, ジョン……172
ボーム, デヴィッド……184
歩行瞑想……74-75
法句経……30, 164
ボディスキャン……81-85
　　恩恵……81-82
　　感情の気づき……88
　　記録……84
　　中間の感覚……85
　　フォーマル練習……82-84

ま

マインドフル自己探求……131-136
　　インフォーマル練習……132
　　感情と──……132-133
　　記録……136
　　心に出会う……134
　　フォーマル練習……134-135
マインドフルチェックイン……35-36
マインドフルな探索……22
　　いつものパターン……124-125
　　内なるルール……151
　　運動……195-196
　　感情を見極める……90-94
　　気持ちを落ち着かせるために食べる……194
　　休息に対する抵抗感……198
　　慈悲の瞑想……165-167
　　ストレス対処法……66-68

　　ストレスと不安に対する……47-50
　　つながりを作り出す……175-177, 201
　　人間関係へのマインドフルネス……183-184, 185-186
マインドフルネス
　　運動と──……194, 195-196
　　傾聴と──……178-180
　　幸福と──……30-31
　　さまよう心と──……57
　　参考資料……220-225
　　身体に気がつくこと……81-98
　　ストレス低減……43-44, 46, 65-79
　　食べる……32-35
　　つながりと──……200-201
　　人間関係の──……171-190
　　脳の変化……44-46
　　フォーマル練習 vs インフォーマル練習……31
　　──のオンラインプログラム……221-222
　　──の起源……29
　　──の説明……29-30
　　──の態度……55-56, 60-61
　　練習の継続……207-215
マインドフルネス・ストレス低減法……18, 221-222
『マインドフルネス・ストレス低減法』……20, 221
マインドフルネスの態度……55-56
マインドフルネス瞑想　→フォーマルマインドフルネス
　　練習を参照
　　CD/DVD リソース……220-221
　　いつものパターンと──……124-125
　　さまよう心……57
　　参考資料……220-222
　　時間を見つける……58
　　姿勢……36, 58-59
　　集中瞑想 vs ──……23
　　静座瞑想と──……99-102
　　センターと瞑想グループ……221
　　眠気……59, 197
　　フォーマル練習……103-105
　　歩行……74-75
　　瞑想の際に体験する感情……77
　　やる気を取り戻す……214
　　練習の提案……23-24
　　練習の予定を立てる……22, 37
　　練習を深める……99, 215
マインドフルムーブメント……225

慢性疼痛……85
ミッテルドルフ，ブルース……20
無選択の意識……102
瞑想　→マインドフルネス瞑想を参照
　慈悲……157-169
　座る姿勢……36, 58-59
　長期間の練習……45
　洞察 vs 集中……23
　眠気……59, 197
　歩行——……74-75
　——ための時間を見つける……58
　リラクセーション vs——……47
瞑想センター……221
免疫反応……44

や

山のポーズ……137
ヨーガ……106　→臥位ヨーガ，立位ヨーガを参照
　記録……123, 150
　注意点……107
　フォーマル練習……106-122, 136-150
喜び
　——と関連のある言葉……93
　——の共有……175

ら

ラーフラ，ワルポーラ……29
ラザー，サラ……44
力まない……55, 202
立位全身ストレッチ……137, 141, 143, 146, 147
立位ひねり……141, 142

立位ヨーガ……136-150　→臥位ヨーガを参照
　腕の水平ストレッチ……138
　片腕ストレッチ……138
　肩回し……139
　体側ストレッチ……139
　完全弛緩のポーズ……150
　記録……150
　首ストレッチ……140
　股間ストレッチ……148
　座位ストレッチ……148
　座位ひねり……149
　三角のポーズ……145
　三角ポーズの変形……144
　下向き犬のポーズ……147
　前屈……143
　戦士のポーズ……146
　中心位置……142
　斜め方向の首ストレッチ……140
　バランスポーズ……144-145
　山のポーズ……137
　立位全身ストレッチ……137, 141, 143, 146, 147
　立位ひねり……141, 142
『量子理論』……184
リラクセーション
　——vs 瞑想……47
リンカーン，アブラハム……164
レヴァイン，スティーヴン……158, 184
レジリエンス……125
練習記録表……22
練習の計画を立てる……22, 37, 208-210
練習の振り返り……22, 37
練習の予定を入れる……22, 37, 207-208
練習を深める……99, 215

訳者略歴

家接哲次
（いえつぐ・てつじ）

名古屋経済大学大学院人間生活科学科・人間生活科学部教授。名古屋経済大学マインドフルネスセンター所長。博士(医学)。オックスフォードマインドフルネスセンター認定MBCT teacher。コロラド大学心理学部客員研究員(2008〜2009年)。オックスフォード大学精神医学科アカデミックビジター（2013〜2014年）。

マインドフルネス・ストレス低減法ワークブック

初　刷		2013年 9 月 20 日
四　刷		2021年 9 月 30 日
著　者		ボブ・スタール｜エリシャ・ゴールドスタイン
訳　者		家接哲次
発行者		立石正信
発行所		株式会社 金剛出版（〒112-0005 東京都文京区水道1-5-16｜電話03-3815-6661｜振替00120-6-34848）
装　幀		戸塚泰雄 (nu)
印刷・製本		シナノ印刷

ISBN 978-4-7724-1330-5　C3011　©2013　Printed in Japan

好評既刊

Ψ金剛出版 〒112-0005 東京都文京区水道1-5-16　Tel. 03-3815-6661　Fax. 03-3818-6848
e-mail eigyo@kongoshuppan.co.jp　URL https://www.kongoshuppan.co.jp/

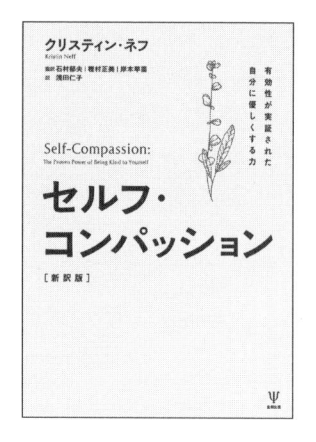

セルフ・コンパッション［新訳版］
有効性が実証された自分に優しくする力

[著] クリスティン・ネフ
[監訳] 石村郁夫　樫村正美　岸本早苗　[訳] 浅田仁子

セルフ・コンパッションの原典を新訳！　セルフ・コンパッション（自分への思いやり）について，実証研究の先駆者であるK・ネフが，自身の体験や学術的な知見をもとにわかりやすく解説。随所に設けられたエクササイズに取り組みながらページをめくれば，自然とセルフ・コンパッションを身につけることができる。めまぐるしく変わる社会情勢やさまざまなストレスにさらされる「疲れたあなた」を労わるバイブルが新訳新装版で登場。

定価3,740円

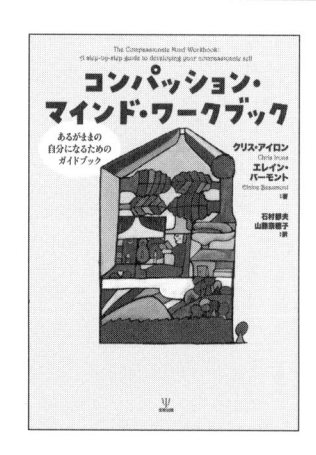

コンパッション・マインド・ワークブック
あるがままの自分になるためのガイドブック

[著] クリス・アイロン　エレイン・バーモント
[訳] 石村郁夫　山藤奈穂子

人生で何度も出くわす苦しくつらい局面をうまく乗り越えていけるように，自分と他者へのコンパッションを育てる方法について書かれたもので，コンパッション訓練の8つのセクションから構成されている。コンパッションが必要な理由，コンパッションの心を育てるときに大切な3つの「流れ」，注意と意識のスキル，「コンパッションに満ちた自己」のエクササイズ，コンパッションの力の強化，コンパッション・マインドの表現，生活のなかでのスキルの活用，コンパッションの維持を学ぶことができる。

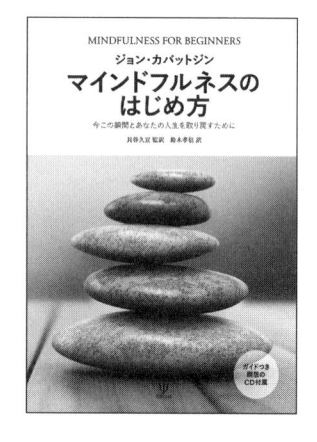

定価3,960円

マインドフルネスのはじめ方
今この瞬間とあなたの人生を取り戻すために

[著] ジョン・カバットジン
[監訳] 貝谷久宣　[訳] 鈴木孝信

マインドフルネスは「気づき」であり，「気づき」は，今この瞬間に自分で評価をくださずに，意志を持って注意を払うことで深まっていきます。マインドフルネスの中心となる「気づき」について見通し，それを日常生活の中で深める方法を学びます。ストレスや疼痛，病気への対処，マインドフルネスの健康への効果について簡単に触れ，マインドフルネス・ストレス低減法を通じて，医学的な問題にどうマインドフルネスの実践を役立てていくかということにつなげていきます。

定価3,080円

価格は10%税込です。